三部六病

代替丧隐

永远以先进

独步为独

贯中外医学者厝身

定睹病古今

智慧的结晶

学说是十论会集人类

刘绍武

1995年5月8日

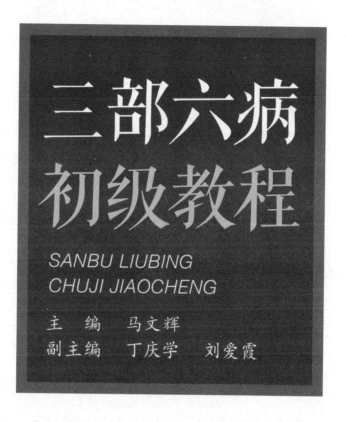

三部六病 初级教程

SANBU LIUBING
CHUJI JIAOCHENG

主　编　　马文辉

副主编　　丁庆学　　刘爱霞

古往今来，学术是人类智慧的结晶，应该是不分古今、中外、尔我，是则是，非则非，永远以先进代替落后。

——刘绍武治学思想

山西出版传媒集团

山西科学技术出版社

图书在版编目（CIP）数据

三部六病初级教程／马文辉主编．—太原：山西
科学技术出版社，2018.1（2018.10 重印）
ISBN 978 - 7 - 5377 - 5560 - 3

Ⅰ．①三… Ⅱ．①马… Ⅲ．①《伤寒论》—研究 Ⅳ．①R222.29

中国版本图书馆 CIP 数据核字（2017）第 172058 号

三部六病初级教程

出　版　人：赵建伟
主　　　编：马文辉
责 任 编 辑：宋　伟
封 面 设 计：吕雁军

出 版 发 行：山西出版传媒集团·山西科学技术出版社
　　　　　　地址：太原市建设南路 21 号　邮编：030012
编辑室电话：0351 - 4922134　0351 - 4922078
投 稿 邮 箱：shanxikeji@ qq. com
发 行 电 话：0351 - 4922121
经　　　销：全国新华书店
印　　　刷：山西康全印刷有限公司
网　　　址：www. sxkxjscbs. com
微　　　信：sxkjcbs

开　　　本：787mm×960mm　　1/16　　印张：17.25
字　　　数：256 千字
版　　　次：2018 年 1 月第 1 版　　2018 年 10 月山西第 2 次印刷
印　　　数：4001 - 7000 册

书　　　号：ISBN 978 - 7 - 5377 - 5560 - 3
定　　　价：49.00 元

本社常年法律顾问：王葆柯
如发现印、装质量问题，影响阅读，请与发行部联系调换。

contents 目录

三部六病导论

三部六病纲要

第一章　思辨框架

波尔说："自然界凡允许存在的事物，若没有一个框架和形式，内容就无法掌握。"理论更是如此，若没有一个思辨框架，内容就会涣散无依。

人体是一个有机整体，由三个系统构成，它们是表、里、枢，合称三部。三部为病，则表部形成表阳病，表阴病；里部形成里阳病，里阴病；枢部形成枢阳病，枢阴病，合称六病。所谓"六爻之动，三极之道也"。

第一节　三部的划分

机体的结构虽然很复杂，但从整体的观念看，都是由一个受精卵发育而来。它由两部分构成，气血和框架。二者相互作用，不断分化，最后形成暴露于自然界的外层，包裹在里的内层，和介于内外之间的核心层。由于内外两层都与外界相通，故外层为表部，内层为里部，表里之间称为枢部。在人体这个圆筒结构内，装填着担负人体生命活动的极其微妙的各个系统、器官和组织，它们凭借着阴阳的相对平秘，保持着人体的正常功能，维持着正常的生命活动。

《老子·四十二章》说："道生一，一生二，二生三，三生万物。万物负阴而抱阳，冲气以为和。"

一、表部

1. 表部的概念　凡是与空气和外界相接触的部位都属表部的范畴。包括肌表、肺系、生殖系、部分神经系等。表部在整体中，不但在结构上，而且在功能上都有独特性，这种特殊性就是适应并与环境发生密切关系，以完成呼吸、运动、感知等生理功能。所以，古人把表部又称天部，通天而摄天阳之气以自用。

2. 表部的功能

（1）肺与皮毛的关系：在机体，把接触空气的地方都称作表部。体表和皮毛与外界接触的面积为 $2.5 \sim 3.5 m^2$，而肺由四亿左右个肺泡组成，与空气接触面积为 $60 \sim 100 m^2$，是皮毛的 $30 \sim 40$ 倍。祖国医学认为"肺与皮毛相表里"。许多低等动物无肺，靠体表与外界进行体温对流和气体交换。由此可见肺与皮毛的关系密切，功能相连。在人体，肺与皮毛之间的主导作用，以肺为主。如《素问·六节脏象论》说："肺者，气之本，魄之处也；其华在毛，其充在皮。"《素问·五脏生成篇》也说："诸气者，皆属于肺""肺之合皮也，其荣毛也。"而在《素问·咳论》《素问·痿论》中也说："肺主身之皮毛""皮毛者，肺之合也。"《灵枢·本脉篇》说："肺合大肠，大肠者，皮其应。"以上《内经》中的记载有几个主要的字，即本、属、合、主、应，本是根本，属是系属，合是联合，主是主导，应是感应。通过这些字，可以具体地描绘出肺与皮毛的关系。

（2）皮毛与腠理的关系：《灵枢·决气篇》说："上焦开发，宣五谷味，熏肤、充身、泽毛，若雾露之溉，是谓气。"《素问·皮部论》说："风者，百病之始也，风从外入，是故百病之始生，必先起于皮毛，邪中之则腠理开，开则入于络脉。"《素问·五脏篇》也说："百病之始生，必生于风，六淫成寒暑，循皮毛而入腠理。"从以上的论述可以看出，皮毛是表部抗御外邪的第一道防线，腠理在皮毛之下，是表部抗御外邪的第二道防线，包括真皮及皮下组织，其中皮肤的汗腺、皮脂腺、血管、淋巴管、关节腔、神经和肌肉，在分泌、吸收、排泄、代谢、感觉、免疫、反射、保护、调节体温和运动等方面至关重要。

3. 六淫致病　《素问·空骨论》说："风者，百病之始也。"《素问·风论》说："风者，百病之长也。"风，即空气，表部接触空气，故表部诸病皆从风来，风邪作用于人体，一是体表，一是肺部。风、寒、暑、湿、燥、火六淫，是以空气为载体，温度、湿度、压力为条件，致病微生物为病源。一个人得病，并不单纯是病原微生物所为，中医治病就是从改变条件、消灭病源、提高机体抵抗力三个方面着手，因此是全面的、科学的外因论。

二、里部

1. 里部的概念　凡是和饮食物接触的部分都属里部的范畴。在人体，上自口腔，下至肛门，由平滑肌组织构成一条粗细不匀、弯曲不等的空腔器官，构成了一个完整体系，其特点是适应饮食，完成饮食物的摄取、消化、吸收、排泄。所以，古人把里部也称作地部，通地以摄水谷之精微而自用。

2. 里部的功能

（1）胃与六腑的关系：《素问·五脏别论》说："夫胃、大肠、小肠、三焦、膀胱，此五者……故泻而不藏，此受五脏浊气，名曰传化之腑，此不能久留，输泻者也。""六腑者，传化物而不藏，故实而不能满也。"《素问·六节脏象论》也说："脾、胃、大肠、小肠、三焦、膀胱者，仓廪之本，营之居也，名曰器。能化糟粕，转味而出入者也。"《素问·灵兰秘典论》也说："脾、胃者，仓廪之官，五味出焉。大肠者，传导之官，变化出焉。小肠者，受盛之官，化物出焉。"饮食物在里部的腐熟、消化过程是由食道入胃，经过胃

的初步受纳腐熟，将食糜送入小肠，再经过小肠的吸收，贮存于肝而供给机体利用。在里部系统中，胃在传输上，起主导作用。因此，《素问·五脏别论》说："胃者，水谷之海，六腑之大源也。"

（2）六腑与水液代谢：《灵枢·本脏篇》说："六腑者，所以化水谷而行津液者也。"《素问·太阴阳明论》也说："脾与胃以膜相连耳，而能为之行其津液。"在里部，结肠可吸收进入人体内的80%的水。所谓水湿的概念，就是水液代谢障碍，停留在机体某一部位而不能被支配的水分。水湿在里部积聚，上逆则呕，下行则泻。水湿在表部积聚，轻则感觉体重乏力，重则水肿出现。水湿在枢部积聚，则出现动悸不安，小便不利，口中不仁。

（3）"脾主运化"和胰与小肠在里部的功能：胰脏是里部第二大消化腺，由外分泌部和内分泌部组成。内分泌部主要分泌胰岛素、胰高血糖素等，外分泌部分泌胰液。这些分泌液在消化和代谢中起着十分重要的作用。脾主运化主要指胃肠道的消化和吸收功能。

三、枢部

1. 枢部的概念　凡是和气血接触的部分都属于枢部的范畴。枢部将表部吸入的氧和里部吸收的水谷精微合化而为血液，循环不已，营养周身。人体中任何一个器官、组织、细胞不受气血的灌注，就会缺血坏死，失去其特有的功能。《素问·五脏生成篇》说："肝受血而能视，足受血而能步，掌受血而能握，指受血而能摄。"《灵枢·本脏篇》说："人之血气精神者，所以奉生而周于性命者也。"说明气血无处不到，是各种机体功能活动的物质基础。故有"身有多大，枢有多大"之说，横跨表里二部。因此，枢部又叫半表半里部。

2. 枢部的功能

（1）心脏的主导作用：在枢部，血液的作用固然很大，但起主导作用的还是心脏。《灵枢·师传篇》说："五脏六腑，心为之主。"

而《灵枢·口问篇》也说："心者，五脏六腑之主也……心动则五脏六腑皆摇。"《素问·灵兰秘典论》更突出了心的主导作用。说："心者，君主之官，神明出焉。"血液在心脏作用下，环周不休，灌注四肢百骸、五脏六腑，心脏一旦停跳，血液则失去其作用。

（2）血液的营养、保卫功能：古人认为血液的营养和保卫功能分别由营和卫来完成。《灵枢·营卫生会篇》说："人受气于谷，谷入于胃，以传于肺，五脏六腑皆以受气，其清者为营，浊者为卫，营在脉中，卫在脉外，营周不休。"从以上论述中可以看出，营有营养滋润之意，是通过血液供给机体各组织器官的营养物质。卫有保卫功能，即免疫力，对侵入体内的病原微生物及其代谢产物具有吞噬、免疫作用。

（3）肝脏的调节、代谢功能：《素问·痹证论》说："营者，水谷之精气也，和调于五脏，洒陈于六腑。"机体内各种有机物，如酶、激素、微量元素、维生素等都是维持生命不可缺少的物质，这么多复杂的物质如果没有肝脏的和调功能，是达不到动态平衡的。在机体的生命过程中，细胞在不停地进行着各种代谢活动，体内会有很多代谢产物不断地排出。洒陈六腑，洒就是均匀一致地向外喷洒，陈就是体内无用的代谢产物，通过洒陈的功能由六腑排出体外。

（4）气血的载体：血液的载体是血管，气的载体是神经。机体的整体性通过气血的循行来完成，气血的功能通过载体来表现。气为血之帅，血为气之母，气血异名同类。

第二节　六病的产生

一、病因

导致机体各种各样的病变因素，一般不超过机械因素、理化因素、生物因素和第二信号四个范畴。同一致病因素进入人体内而刺激机体，可出现不同的病理变化，呈现各种各样的症候群。不同的致病因素进入人体内而刺激机体，也可出现相同的病理变化，呈现一种症候群。对这种现象的观察和认识，古人称之为"同病异治"和"异病同治"。

二、病机

各种致病因素作用于机体，形成刺激，其反应只有两种，即阳性反应和阴性反应，别无其他。故善诊者，察色按脉，先别阴阳。维金斯基说："同一组织所施加同一刺激，一方面由于强度不同，频率不同，另一方面由于效应器灵活性不同，有时呈兴奋作用，有时呈抑制作用。"致病因素的强度和频率是机体产生阴阳二性反应的外在条件，机体的灵活性则是产生阴阳二性反应的内在因素。无论是机械的、理化的、生物的，还是第二信号的致病因子作用于机体，只要刺激的强度和频率不超过机体的灵活性，就会出现兴奋性症候，呈现阳性反应，反之，刺激的强度、频率超过机体的灵活性，表现一系列抑制性症候，则呈现阴性反应。刺激有强弱，频率有快慢，在机体的三部中，只要不压制机体的正常反应，则表现为三阳证，超过其正常反应则出现三阴证，这就是病邪与机体之间的变化规律。

三阳证和三阴证的反应都有其物质基础，阳性反应可使血管扩张，机能兴奋，体温升高。阴性反应则使血管收缩，机能抑制，体温降低。张公让曾把阴阳两性反应称为双相反应，第一相反应表现为血压升高、白细胞数目增加、骨髓细胞增生活跃、细胞核左移、酸度升高、新陈代谢旺盛、血糖升高、血红蛋白反应亢进、血中胆汁量减少。第二相的反应则与此相反。机体以气血周流来反应各种病理变化，可以明显地看到阴性、阳性不同质的变化，亦可作为探讨阴阳的依据，说明阴阳二性是客观现实的反映。

三、病名

三部每个系统都具有它的特殊性和独立性，这样三个系统就出现六类不同的症候群。在表部分别称为表阳病、表阴病。枢部分别称为枢阳病、枢阴病；里部分别称为里阳病、里阴病。无论任何疾病，病位不超越三部，病性不离六病。所以说，三部六病是对疾病的高度概括。《周易·系辞下传》说："易之为书也，广大悉备，有天道焉，有人道焉，有地道焉，兼三才而两之，故六。六者非它也，三才之道也。"

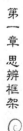

第二章　整体内涵

人是宇宙进化的产物，是地球上最高形式的生命体。构成它的两类物质，一是动态性的气血，周流不息，弥散周身，外动而内静，为用中有体，达成了机体的整体性和统一性。一类是静态性的框架，结构恒定，功能专一，外静而内动，为体中有用，形成了机体的局限性和特异性。这两类物质动静相依，体用互补，如河洛二象（波粒二象说），共同维系着人体的生命运动和生理功能，其整体协同性表现在如下八个方面。

一、气血的统一性

机体的整体性表现在气血上，通过气血的循行，达成机体的统一。气为血帅，血为气母，气血异名而同类。功能上表现为高度统一性。

二、生态的自组性

一个受精卵从开始发育，到胚胎形成，从整体状态演变为各个元素的独立状态，由原始的统一状态，逐渐分化为彼此独立的因果链，这一过程叫作渐进分异。渐进分异导致系统结构的分化，同时也使系统向复杂的方向发展。这种发展是由机体内部的预决性所决定的。这种来自父母精子和卵子中的遗传密码即人体生态的自组性。

三、层次的有序性

人体从单个细胞，逐渐形成双胚层、三胚层，从胚层到组织，从组织到器官，从器官到系统，最后形成三个层次、八个系统的有机整体，整个过程执行着严密的等级秩序，即层次的有序性。

四、结构的功能性

结构反映了整体各要素在空间的秩序，功能反映了机体各要素在时间中的秩序。结构和功能是不可分的，归根到底是一回事。任何组织、器官都是在空间和时间上的秩序，是科学的统一。

五、动态的平衡性

法国大医学家伯尔纳说："所有生命机制尽管多种多样，但是只有一个目的，就是保持内环境的稳定。"机体的功能就是人体所表现的生命现象。内环境各项理化因素的相对稳定性乃是高等动物存在的必要条件。然而这种稳定不是静止的，而是由各种物质在不断转换中达到相对平衡状态，这种平衡状态称为稳态。动态是系统保持稳态的前提。

六、形神的一致性

《丹溪心法》说："有诸内者，必形诸外。"《荀子》也说："形具而神生，好恶、喜怒、哀乐藏焉。"张景岳也说："形者，神之体，神者，形之用。无神则形不可活，无形则神无以生。"形和神是不可分割的统一体。

七、天人的合一性

《素问·宝命全形论》说："人以天地之气生，四时之法成。"人是天地变化的产物，人是宇宙的微缩体和全息胚。人立于天地之间，与自然界息息相关。空气、阳光、水分等无时无刻不在影响着人体的各种生理功能和生长发育。所以《周易》把人与整个宇宙作为统一体来看待，称天、地、人为三才，而不是独立存在的个体，人不能够离开环境而独立存在。

八、意志的主导性

《荀子》说："志者，气之帅。"主观能动性，意志的反作用，即意志的主导性。刘河间说："神能御其形。"突出了意志对形体机能的主导作用，强调了意识活动的反作用和驱统身体的主动性和主导性。只有人才有真正的内心世界，心理活动和意识作为社会现象则是人所独有的特征。黑格尔说："人的意识不仅能反映客观世界，而且能创造客观世界。"意志不仅影响人体本身，也影响着整个世界。

第三章　理性规范

任何学说如果没有理性的规范，就会流弊无穷。辨证论治如果没有统一的、规范的、科学的理、法、方、药体系作指导，中医就会成为零散无章的经验性结论。三部六病辨证论治体系分为整体辨证、系统辨证和局部辨证三大体系。

第一节　证的研究

证是中医学术思想特有的概念，是机体发生病变后所呈现的应变态势。证是疾病存在的方式和运动发展的状态。证是疾病本质的反映，但它不是疾病本身，而是表征疾病。

病是疾病的一个线型概念，它概括了疾病的发生、发展和转归的全过程。病在它的过程中不会改变。证是疾病的一个点概念，它只反映疾病在某一阶段的病理、生理特征。证是在不断变化的。一种病的发展过程中，可出现多个证型。证是动态的，是量变的过程。病是静态的，病的改变是质变过程，它标志着病位、病理都发生了变化。不同的病可以出现相同的证，相同的病会因人、因时的差异表现为不同的证。这就是中医的同病异治和异病同治。

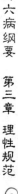

一、证的四性

1. 证的多样性　同一性质的证的表现形式可以是多种多样的。例如阳明证，其表现形式可以是食结、痰结、水结、血结等不同方证。另外，同一方证，由于病时不同，其表现也不尽相同，例如阳明病、少阴病、厥阴病的吴茱萸汤证等。

2. 证的多义性　同一表现形式的证也可是不同性质的方证。例如《伤寒论》第100条："伤寒阳脉涩、阴脉弦，法当腹中急痛，先与小建中汤，不瘥者，小柴胡汤主之。"小建中汤证属太阴证范畴，而小柴胡汤证则属枢部的部证，两方证所表现的脉证却相同。这就是证的多义性、临床需详加辨别。症候的多义性就更普遍，浮脉不仅表证有，虚证也常见。

在证的多义性中，有两种特殊形式，反义证和越部证。真寒假热的戴阳证和真热假寒的厥逆证都是病情危重的假象，属反义证，一错则难挽回，应特别慎重。越部证是病证表现与病位不一致的情况，病属本部，证越他部，在辨证中只能反映病势的扩大，不能反映病位之所在。例如《伤寒论》第252条："伤寒六七日，目中不了了，睛不和，无表里证，大便难，身微热者，此为内实，急下之，宜大承气汤。"其中，"目中不了了，睛不和"属越部证。

3. 证的传变性　证本身不是疾病，而是疾病本质的反映和外征，是机体发生疾病后的一种应变态势，是疾病信息的记录。任何疾病都具有其发生、发展和转归的演变过程，作为反映疾病本质的证，同样伴随着疾病的演变过程而发生相应的变化，这就是证的传变性。

疾病病位由本部传至他部的过程称为传，病性由阳转化为阴，或由阴转化为阳称为变。恩格斯说："转化过程是一个伟大的过程，对自然界的全部认识都综合于这个认识过程，正是这种认识构成了辩证自然观的核心。"证的传变过程还有量变和质变的不同，例如麻黄附子细辛汤证与麻黄附子甘草汤证的变化只是一个量变过程。

4. 证的复合性　机体是一个有机整体，病有新久之分，有单复之别。证的表现单一的少，复合的多。中医复方治疗充分体现了证的复合性这一基本特性。

二、证的四类

1. 合病　病邪在三部定位后，有的部呈现兴奋性的阳性病应变态势，有的部呈现抑制性的阴性病应变态势。这样由于病位的不同，就出现了不同部位之中的六病并存的病理变化，称为合病。合病只能在异部中相合，每部的病变态势都具有独立的症候和特定的性质。合病有同一性质的病证相合，有不同性质的病证相合，有两部相合，有三部相合。

2. 部证　宇宙间的一切事物都是对立的统一，既有斗争性，也有统一性。疾病也不例外，同一部位感受病邪后，两种病性不同的症候群相互作用，相互融合，并存于同一部中，呈现出一种非寒、非热、非虚、非实的统一应变态势，叫部证。部证中的寒、热、虚、实都失去了其独立性和特殊性，表现出同一性即部性，而没有了病性。同一部上不能同时并存阴阳两种病性，只能以其统一态表现出来。同一时间和同一空间不能并存二物，也不能并存二性。

3. 兼证　诸种矛盾存在，其中必有一种作为主导，其他处于次要和服从地位。疾病的存在形式也是如此，机体往往以某一病证为主导，兼见一证或数证。在解决主要矛盾的同时，也要兼顾到次要矛盾，主要矛盾解决了，次要矛盾也就迎刃而解了，解决了次要矛盾，同时也有利于主要矛盾的解决。

4. 合证　同一部位或不同部位的单证同时出现而又不形成六病叫作合证。单证共有十二个，表、枢、里各四个。分别为表部的寒、热、虚、实四证，里部的寒、热、虚、实四证和枢部的寒、热、虚、实四证。

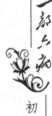

三、脉的四象

古人在长期的医疗实践中发现，寸口脉可以反映全身的气血脏腑功能的生理病理状况，寸口脉搏是全身气血信息的窗口，是机体在寸口部的全息反映。《素问·五脏别论》说："五脏六腑之气味皆出于胃，变见于寸口。"《难经》也说："寸口者，脉之大会……五脏六腑之所终始。"寸口脉是人体的微缩，好似平卧的人体。

头颅 颈 胸腔 膈 上腹 胁 脐腹 腰 小腹以及下肢				
上竟上	上附上	中附上	中附下	下竟下
大鱼际	寸部	关部	尺部	尺后

图 1-1　寸口脉与人体各部对应关系

1. **溢脉**　也叫上鱼际脉。脉过寸口直到腕横纹处，遂上鱼际，轻可切之跳动，重可望见搏动，此为阳气亢盛之脉。《难经·三难》说："遂上鱼为溢，为外关内格，此阴乘之脉也。"

2. **萦脉**　也叫涩脉。大小不等、快慢不等、有力无力不等。萦脉多为血行不畅，心脏功能紊乱的早期诊断。

3. **聚脉**　也叫聚关脉。寸口脉关部独大，寸尺弱而不显，有甚者，关脉聚而如豆，如杏核、如蚯蚓盘行，高出皮肤，视而跳动。《素问·脉要精微论》说："短则气病。"《脉说》云："有过于悲哀之人，其脉多短者，于此可占气之病矣。"聚脉提示气郁的病理变化。

4. **覆脉**　也叫长弦脉。脉管弦而长，可超出尺部向后延续数寸。《难经》说："遂入尺为覆。"凡奔豚疝气，寒实内结、痰浊积滞于下腹部多见此脉。

第二节　辨证的规范化

一、辨病位

1. 依部定证　表部发生的病证称为表证。其病证范畴为：头面、项背、四肢、腰体、皮毛、筋骨以及整个呼吸系统。故有"表阳诊头，表阴诊手足"之说。里部发生的病证称为里证。其病证范畴为：心下、胃腹，包括整个消化系统。故有"里阳诊胃脘，里阴诊脐腹"之说。枢部发生病变称为枢证（表里证）或半表半里证。其病证范畴为：上自咽喉，下到前阴，前为心胸，后有心背，旁达两胁，包括整个血液循环系统。故有"枢阳诊胸胁，枢阴诊心背"之说。

2. 依腔定脉　寸口脉有寸、关、尺三部，《难经·十八难》说："盖三部者，以寸关尺分上中下也。"又说："上部法天，主胸以上至头之有疾也，中部法人，主膈以下至脐之有疾也，下部法地，主脐以下至足之有疾也。"

人体横向划分为表、枢、里三部，纵向划分则成上、中、下三焦。表、枢、里三部的划分重在系统的功能性和独立性；上、中、下三焦的划分突出了整体和系统的相互关联性。通过表、枢、里和上、中、下形成了机体纵横交错的立体网络。上焦包括颅腔和胸腔，颅腔为大脑中枢所在地，是气的升降出入的总枢纽，胸腔是心肺所在地，是呼吸和循环的总枢纽，颅腔的气机病变在寸口脉集中表现在鱼际部，胸腔心肺功能障碍集中表现在寸部。中焦为膈以下、脐以上的腹腔部位，是肝、胆、脾、胰、胃、肠所在地，主要完成消化吸收功能，腹腔发生病变多对应于关部。下焦是脐以下的盆腔，为泌尿系统的肾、膀胱，生殖系统的卵巢、子宫、睾丸以及消化系统的下段所在地，盆腔的气血障碍多表现在尺部及尺后。

3. 依器定病　局部组织结构的病理改变必须依据现代临床各科的具体诊断方法和特殊设备进行诊断，排除整体因素影响后依器定病。如息肉、白内障、痔核、鸡眼，等等。

二、辨病性

1. 据证定性　在系统辨证体系中，寒热是整体的，虚实是局部的。寒热存在于气血之中，是共性，虚实存在于框架之中，是个性。共性存在于个性之中，没有个性，共性就不能成立。因此，寒热与虚实是不可分离的。

六病都具有它的独特表现，我们把这类症候称之为纲领证，纲领证中有的症候对六病定性起决定作用，我们把它称为核心证，无此证则诊断不能成立。纲领证是六病诸症状和体征的重要代表性症候，是伴随核心证而存在的。因此，临床辨证上，只要有核心证，即可确诊，如果纲领证俱在，则诊断更为全面。纲领证之外，往往还有许多其他症状和体征，我们把这类症候叫作一般证。

（1）表阳病

核心证——头项强痛。

纲领证——头项强痛、发热恶寒、无汗、脉浮，或咳喘。

《伤寒论》第 1 条："太阳之为病，脉浮、头项强痛而恶寒。"历代医家多以此条作为太阳病提纲。但是提纲中却无"发热"一症，今依第 7 条"病有发热恶寒者，发于阳也"，补入"发热"一症。又据"肺与皮毛相表里""温邪上受，首先犯肺"之论，将肺部的主要病症"咳喘"补入表阳病的提纲。但"咳喘"并非必有之症，故冠以"或"字。

（2）表阴病

核心证——手足逆冷。

纲领证——手足逆冷、脉沉细，或肢节痹痛。

根据《伤寒论》第 327 条："凡厥者，阴阳气不相顺接，便为厥，厥者，手足逆冷者是也。"把"手足逆冷"列为表阴病核心证，并将第 351 条："手足厥寒，脉细欲绝者，当归四逆汤主之"的"脉沉细"补入纲领证。临床中，"肢节痹痛"多见于表阴病，但非必见症，故前冠以"或"字。

（3）枢阳病

核心证——胸满热烦。

纲领证——胸满热烦、身热或往来寒热、咽干口苦、小便黄赤。

凡可清之热皆属枢阳，其所清之热不外两种，一为体温亢盛之邪热，一为蕴积局部之火毒，可用白虎汤证和栀子豉汤证作为此两种类型的代表。综合《伤寒论》中有关条文，热与烦满是枢阳病的共有症状，而心和胸则是病证的共同部位。故将"胸满热烦"一症列为枢阳病核心证。热则煎灼津液，出现口燥咽干，小便黄赤。上述四症，列为枢阳病纲领证。

（4）枢阴病

核心证——心动悸。

纲领证——心动悸、背恶寒、短气，或脉微细。

《伤寒论》第 281 条："少阴之为病，脉微细，但欲寐也。"此条叙述太简单，不能包括枢阴病主要症状。枢阴病与枢阳病是同位异性的两种病证，它们同居于胸中，但一热一寒。陆渊雷说："少阴病者，乃全身机能衰退之病也。"章太炎说："少阴，心疾也。"它们的主要病状都反映在附子汤证、真武汤证和复脉汤证里。心是枢阴病的发病部位，"心动悸"是必见症，故列为核心证。"背恶寒"是心衰的预兆。"短气"是心动悸后的必见症。"脉微细"是枢阴病的多见症候，非必有症候，故前冠以"或"列入枢阴病纲领证。

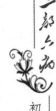
（5）里阳病

核心证——胃家实。

纲领证——胃家实、发潮热、自汗出、大便难。

《伤寒论》把第 180 条："阳明之为病，胃家实是也"，作为里阳病的提纲。《灵枢·本输篇》云："小肠大肠皆属胃。""胃家"指肠胃，即整个消化道而言。胃家实的重点在大肠，大便干结日久，腹诊清楚如棋子，故有"胃中必有燥屎五六枚"之说，排气不利则出现腹胀，大便不利。大肠内有黏液和粪便贮积，形成热源，吸收入血则出现发潮热，自汗出。共同组成里阳病的纲领证。

（6）里阴病

核心证——腹满。

纲领证——腹满，或吐，或利，时腹自痛。

《伤寒论》第 273 条："太阴之为病，腹满而吐，食不下，自利益甚，时腹自痛，若下之，必胸下结硬。"这是一条里阴病的原提纲，在里部，实则阳明，虚则太阴。里阴虚主要表现在小肠，小肠吸收功能降低，则出现"腹满"，这是一个具备病位、病性的代表性症候，为里阴病的核心证。胃肠道的水液潴留，就会产生两大症候，上吐下泻，胃肠蠕动失利，则出现时腹自痛，故并列为里阴病的纲领证。

2. 据脉定性　气血在人体的正常循行，是保证生命活动的基础。思维功能是气血作用于脑的具体体现，"脑得血而能思"。如果机体经常受到过度的怒、喜、悲、惧的精神刺激，就会导致大脑皮层的思维机能和支配功能障碍，出现感觉运动功能和内脏活动的不协调。由于人体头颅、胸腔、腹腔是人体重要脏器的"集聚地"，同时，也是神经丛分段支配的"疏散地"，因而气血的运行障碍往往集中表现在这些地段，形成了临床上最常见的诸多"综合征"，是整体性气血病变的主要表现形式，变见于寸口则形成溢、聚、紊、覆四脉，脉在病在，脉去病消。

（1）溢脉证——亢奋型

主症：易怒、失眠、多梦、记忆力减退、头昏脑涨、目花耳鸣等。经过几十年对上万例病例的观察，提示患者性格刚强、脾气急躁、长期处于交感神经的兴奋状态，血管收缩，久而久之，在寸口脉上，使脉管向上移位，突破腕横纹以上，甚至达到掌侧拇指大鱼际处。

（2）聚脉证——抑郁型

主症：多疑，善太息，胸胁苦满，心下痞硬等。经过临床观察统计发现，凡有聚脉者，性格内向，性情压抑，沉默寡言，至少在三年以上为一件事反复考虑，不能言之于口，不愿告之于人，反反复复，百思不得其解，长此以往则引起交感神经功能抑制、迷走神经功能占优势，呈现一种抑制性症候。反映在脉象上，由于迷走神经兴奋，引起血管的收缩是纵行的收缩，使脉管增粗，形成横行扩张，在关部相聚逐渐增大，甚者关部如豆状。

（3）紊脉证——多变型

主症：心烦、心慌、胸闷、气短、头晕、眼黑、腰膝酸软、疲乏无力、下肢浮肿等。紊脉的出现经过长期的临床观察发现，多为患者在主观上长期采取自我克制、忍让的态度，导致大脑皮层功能紊乱，扰乱心脏的传导系统，使心肌收缩力和传导系统均受到干扰，失去正常的功能，在寸口脉的脉象出现快慢不等、大小不等、有力无力不等。

（4）覆脉证——黏滞型

主症：腹满肠鸣、腹泻腹痛、食欲不振、消化不良、皮肤萎黄、性功能障碍、白带清稀等。此类患者多为个性固执、迷走神经兴奋，结合痢疾、肠炎未经彻底治愈，或者平素嗜食生冷、油腻，致使大量寒湿性黏液积于肠内，尤以结肠袋的皱褶处为甚。由于升结肠的蠕动，是由下而上的，在地心引力的作用下，黏液得不到顺利排空而积聚升结肠内，形成"痰饮证"，时常腹中雷鸣，辘辘有声。黏液潴留被吸收入血，顺血循环而逐渐沉积于管壁上，年复一年，而使血管壁变厚，变硬，呈现长而弦的脉象，覆于尺后。黏液显于皮肤则皮肤萎黄，晦暗无光泽、色素沉着。潴留于肠道则上可影响十二指肠，形成十二指肠炎，下可引起前列腺炎、盆腔炎等症。

3. 据病定性　局部组织结构发生病变，范围局限，不影响整体的功能活动，症候单纯。虚损则功能衰退、组织萎缩，增生则功能亢进、组织肿胀增生。

第三节　论治的规律化

22　　辨证的正确与否，最终要通过论治来检验和修正。辨证定方，以方定名，一证一方，针锋相对，非此方不能治此证，非此证不用此方。只有方才能提示证的本质，反映证的长短曲直，掌握证的轻重缓急。从而达到论治过程的高度规律化。

针对疾病的发生、发展规律和病证的表现形式，解决疾病的方法无外乎两大疗法。一是凡机体出现对抗性疾病应变态势，表现为大热、大寒、大虚、大实之证时，则采用对抗的办法，寒则热之，热则寒之，虚则补之，实则泻之，这叫作纠偏疗法。一是凡机体出现非对抗性的疾病应变态势，表现为非寒、非热、非虚、非实的阴阳错杂之证时，则采用非对抗的办法，平和阴阳，调畅气血，协调机能，这叫作协调疗法。

一、六病纠偏

1. 表阳病论治

（1）主方：葛根麻黄汤。葛根 30g、麻黄 10g、杏仁 15g、石膏 30g、甘草 10g。

主药：葛根、麻黄。

治则：辛凉解表。

表阳病的主方，过去一般认为是桂枝汤和麻黄汤。这与理论和实践都是不相符的。表阳病是表部热证和实证，宜清热解表，而不能用热药治热病。王叔和说："桂枝阳盛，下咽则毙。"热证用热药，乃火上浇油，抱薪救火。故将辛凉重剂麻杏甘石汤加葛根，取名葛根麻黄汤，作为表阳病的主方。

（2）目证举例

麻杏甘石汤证：根据《伤寒论》第 63 条"不可更行桂枝汤"可知，此证为表阳病热证，均有"发热恶寒汗出"。虽误投桂枝汤，幸所误不甚，仍用麻杏甘石汤论治。

麻杏甘石汤方：麻黄 10g、杏仁 15g、石膏 30g、甘草 10g。

2. 表阴病论治

（1）主方：当归桂枝汤。当归 30g、桂枝 10g、白芍 10g、甘草 10g、细辛 10g、通草 10g、大枣 10 枚。

主药：当归、桂枝。

治则：温通血脉。

表阴病的主方根据《伤寒论》第 351 条当归四逆汤列出。主治四肢厥逆，脉微欲绝，为表阴病的主方。为突出主药的作用，更名为当归桂枝汤。

（2）目证举例

桂枝汤证：桂枝汤证乃表部虚寒证，虽有邪而无力外达，无邪又不能自固。其证虽轻，本质为表阴病。其发热汗出为虚阳浮越于外，阴津不足于内的一种假象，必须认清本质，不可等闲视之。

桂枝汤方：桂枝 10g、白芍 10g、生姜 10g、甘草 10g、大枣 4 枚

3. 枢阳病论治

（1）主方：黄芩柴胡汤。黄芩 30g、柴胡 24g、白芍 15g、甘草 10g、大枣 10 枚。

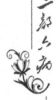

主药：黄芩、柴胡。

治则：清热除满。

作为枢阳病的主方，其组成和药物的选择，应该具备清热、降温、除满、扶阴四个条件，选用黄芩汤作基础，方中加柴胡以除满，共建清、降、散、滋之功效。

（2）目证举例

①清法

a. 白虎汤证：凡枢阳病，症见脉浮而滑，口渴、自汗出者，是枢阳之热本质的表现，以白虎汤清热降温。

白虎汤方：石膏 30g、知母 15g、粳米 1 把、甘草 10g。

b. 竹叶石膏汤证：凡枢阳病兼见伤津者或津亏有热者，如肺结核、支气管扩张反复咯血者等，宜用竹叶石膏汤清热滋阴。

竹叶石膏汤方：竹叶 10g、石膏 30g、半夏 10g、麦冬 30g、党参 30g、生姜 10g、甘草 10g、粳米 1 把、大枣 10 枚。

c. 栀子豉汤证：枢阳病，凡有发热而烦、胸中窒、虚烦不得眠、反复颠倒、心中懊憹，皆可用栀子豉汤清火除烦。

栀子豉汤方：栀子 10g、豆豉 10g。

d. 黄连阿胶汤证：凡枢阳病而见津亏液耗或热极生风之候，除"心中烦，不得卧"外，舌质必红绛、干燥少津、脉细数，宜用黄连阿胶汤清火救阴。《温病条辨》中的大小定风珠由此方启悟而成。

黄连阿胶汤方：黄连 12g、黄芩 10g、白芍 10g、阿胶 10g、鸡子黄 1 枚。

②引法

a. 葛根芩连汤证：枢阳病，脉浮是枢阳之热倾向于表阳病，有出表之势，应抓住时机，因势利导，用葛根芩连汤引火出表。

《伤寒论》第 34 条："太阳病，桂枝证，医反下之，利遂不止，脉促者，表未解也，喘而汗出者，葛根黄芩黄连汤主之。"与第 163 条："太阳病，外证未除，而数下之，遂协热而利，利下不止，心下痞硬，表里不解者，桂枝人参汤主之。"以上两条错简，应修改为：

表阴病，桂枝证，医反下之，利遂不止，脉促者，表不解也，桂枝人参汤主之；表阳病，麻黄杏仁甘草石膏汤证，外证未除，而数下之，遂协热而利，利下不止，心下痞硬，汗出而喘，表里不解者，葛根黄芩黄连汤主之。

葛根黄芩黄连汤方：葛根30g、黄芩10g、黄连10g、甘草6g。

b. 大黄黄连泻心汤证：枢阳病，若见心下痞，按之濡，其脉关上浮，是枢阳之热倾向于里阳病，其热有走里之势，宜用大黄黄连泻心汤引火出里。本方之妙在于煎服法，大黄小量清热，大量泻下，而此方不取煎而用麻沸汤渍之，取其轻清扬上之意，以泻心消痞，不使大下。

大黄黄连泻心汤方：大黄10g、黄连5g、黄芩5g。

c. 麻黄杏仁甘草石膏汤证：枢阳病，若无大热，兼见喘而汗出者，是枢阳之热倾向于表阳病，有热欲走表之势，方用麻杏甘石汤引热出表。

麻黄杏仁甘草石膏汤方：麻黄10g、杏仁15g、甘草10g、石膏30g。

d. 调胃承气汤证：凡枢阳病，而见心下痞，烦满发热、谵语者，是热欲走里之势，宜调胃承气汤引热出里，假借胃肠道，微和胃气，导热下出。

调胃承气汤方：大黄10g、芒硝10g、甘草10g。

③转法

a. 白虎加人参汤证：枢阳病，出现大汗、大热、大烦、大渴、脉洪大五大症是热极转阴的先兆，尤其是"背微恶寒"一症更为重要，是提示心衰最早的症候。白虎加人参汤，借人参之功，扭转向阴变化的病势。

白虎加人参汤方：石膏30g、知母15g、粳米1把、甘草10g、人参10g。

b. 附子泻心汤证：枢阳病，心下痞而见背恶寒者，是火极转阴的症候，宜附子泻心汤，借附子之力，温阳救逆，扭转向阴转化的病势。

附子泻心汤方：大黄10g、黄连5g、黄芩5g、附子10g。

4. 枢阴病论治

（1）主方：附子人参汤。附子10g、人参10g、茯苓15g、白术15g、白芍15g。

主药：附子、人参。

治则：强心回阳。

附子人参汤即《伤寒论》中附子汤。附子所治特征就是背恶寒，见其症，用其药，准确无误，为枢阴病主药。人参兴奋心肌，使心肌收缩力增强。心脏停搏时，不能用人参，因为人参兴奋心肌，抑制传导系统，加速病人死亡，用时须配用附子。茯苓、白术、白芍利水消肿，以减轻心脏负担。

（2）目证举例

①真武汤证：凡枢阴病，兼见小便不利者，用真武汤，温通心阳，逐水利湿。

真武汤方：附子10g、生姜10g、白术10g、茯苓10g、白芍10g。

②茯苓四逆汤证：凡枢阴病，兼见手足逆冷，小便不利者，用茯苓四逆汤益阴固阳。

茯苓四逆汤方：茯苓30g、人参15g、附子10g、干姜10g、甘草5g。

③四逆加人参汤证：凡枢阴病，兼见心动悸和手足逆冷者，用四逆加人参汤回阳救逆，生津益血。

四逆加人参汤方：人参15g、附子10g、干姜10g、甘草5g。

④炙甘草汤证：凡枢阴病而兼见结代脉者，用炙甘草汤增加心力，协调传导系统，使心律趋向正常。

炙甘草汤方：炙甘草12g、生姜10g、桂枝10g、生地30g、麦冬

15g、麻仁 10g、大枣 20 枚、人参 15g、阿胶 10g。

5. 里阳病论治

（1）主方：大黄芒硝汤。大黄 15g、芒硝 10g、枳实 10g、厚朴 10g。

主药：大黄、芒硝。

治则：泻热除实。

里阳病是内热致实，实则气机不畅，故有热，有食，有气相互掺杂，治疗则必须针锋相对，一要凉药清热；二要排出蓄积之物；三要照顾机体的功能恢复。方选大承气汤，荡涤肠胃，推陈出新，泻热泻食，急下存阴。

（2）目证举例

①泻食

a. 小承气汤证：里阳病，腹大满不通。小承气汤重点在除胀。

小承气汤方：大黄 10g、枳实 10g、厚朴 10g。

b. 调胃承气汤证：里阳病，发潮热，谵语。调胃承气汤重点在泻热。

调胃承气汤方：大黄 10g、芒硝 10g、甘草 10g。

三承气汤皆属下法，临床必须注意：第一，在有表阳未解时，绝不可用下法。第二，遇不大便时，绝不可轻与大承气汤，可选用小承气汤做试验，转矢气者，是有燥屎。不转矢气者，是初头硬，非燥屎也，切不可攻下。第三，里阳病脉迟是对的，一旦出现疾脉是险证。若出现微脉，当温之以四逆辈，不可攻下。

②泻血

a. 桃仁承气汤证：本方为调胃承气汤加桂枝、桃仁而成，是泻热祛瘀之剂，临床上辨证要点为少腹急结，舌紫而暗。

桃仁承气汤方：桃仁 20g、桂枝 10g、大黄 10g、芒硝 10g、甘草 10g。

b. 抵当汤证：里阳病，舌见紫斑，小便自利，其人喜忘，或如狂，小腹硬，屎虽硬，大便反易，其色必黑。抵当汤是行瘀逐血的峻剂，药力猛于桃仁承气汤。

抵当汤方：桃仁 20g、水蛭 10g、虻虫 3g、大黄 10g。

③泻痰

a. 大陷胸汤证：里阳病，结胸热实，脉沉而紧，心下痛，按之石硬。

大陷胸汤方：大黄 15g、芒硝 10g、甘遂 3g。

b. 大陷胸丸证：里阳病，结胸热实，脉沉而紧，项亦强，如柔痉状，喘鸣迫塞，心下痛，按之石硬者。

大陷胸丸方：大黄、芒硝、杏仁、葶苈子、甘遂、蜂蜜。

④泻水

十枣汤证：里阳病，胸腹腔积水。

十枣汤方：芫花、甘遂、大戟、大枣。

6. 里阴病论治

（1）主方：苍术干姜汤。苍术 15g、干姜 10g、茯苓 30g、甘草 10g。

主药：苍术、干姜。

治则：温里健中。

《伤寒论》第 277 条："自利不渴者，属太阴，以其脏有寒故也，当温之，宜服四逆辈"，没有提出方子。苍术干姜汤以《金匮要略》里甘草干姜茯苓白术汤为基础方。苍术健中燥湿，可增强肠道的吸收功能，干姜温中以加强温热力量，借茯苓的作用，通调水道，下输膀胱。

（2）目证举例

①旋覆代赭汤证：里阴病，兼见噫气不除者，病位在食道、膈肌。全方平痉温中，涤饮镇逆。

旋覆代赭汤方：旋覆花 15g、代赭石 15g、半夏 10g、党参 15g、甘草 10g、生姜 10g、大枣 10 枚。

②吴茱萸汤证：里阴病，兼见呕吐及干呕，吐涎沫者，病位在胃。全方温胃平痉挛，对呕吐者有特效，临床中对于神经性呕吐亦有效。

吴茱萸汤方：吴茱萸15g、生姜15g、党参15g、大枣4枚。

③五苓散证：里阴病，兼见口渴、小便不利者，病位重点在升结肠。五苓散证的小便不利，微热消渴，是由于水蓄中焦，分消不利所致。水湿在里部停聚而不吸收，组织细胞缺水，通过条件反射，表现为极度口渴，此时下丘脑支配的利尿中枢，高度抑制而不使小便外排，水分在肾小管被重吸收，这就是五苓散证口渴而不欲饮的病理机制。必须在提高吸收功能的前提下，用茯苓、猪苓、泽泻三药合力外排，才能达到利小便的作用。五苓散功在健中燥湿，化气行水。

五苓散方：猪苓15g、泽泻15g、茯苓15g、苍术15g、桂枝10g。

④桃花汤证：里阴病，兼见下利，便脓血者，病位重点在降结肠。本方作用在于制止分泌，是为久利、肠道滑脱而设，是温涩固脱之良剂。

桃花汤方：赤石脂30g、干姜10g、粳米30g。

二、三部和解

1. 表部部证的论治

主方：葛根汤。葛根30g、桂枝10g、麻黄10g、白芍10g、甘草10g、生姜10g、大枣10枚。

治则：调和营卫，解肌发表。

葛根汤是桂枝汤加葛根、麻黄而成。葛根、麻黄以治表阳，桂枝汤以治表阴，葛根汤是表部合治之方。在表部难以辨清表阳、表阴病时，就用葛根汤治疗。如表现出头项强痛、发热畏寒、手足冷、关节痛，只能定位，难定病性。选用葛根汤治疗，就能收到较好的效果，这就是表部统一性治疗的例证。

2. 里部部证的论治

主方：生姜泻心汤。生姜 15g、干姜 10g、甘草 10g、黄芩 15g、黄连 10g、半夏 10g、党参 15g、大枣 4 枚。

治则：和中消痞。

柯韵伯说："寒热并举，攻补兼施，以和胃气，此本方之主治也。"生姜泻心汤是治疗慢性胃肠炎的总方，效果很好。

3. 枢部部证的论治

主方：小柴胡汤。柴胡 24g、黄芩 15g、党参 15g、半夏 10g、生姜 10g、甘草 10g、大枣 12 枚。

治则：和解阴阳，调理枢机。

人体中，表在外和空气接触。里在内和饮食物接触。枢部属表里二部之间，实系纯里，以循行气血，沟通表里，濡养内外，贯通上下。枢部的变化，外对表、内对里都有影响，故枢部实为整体的中心部分，可以决定全身的变化。整体的协调实际上主要是枢部的协调。胸为至阳，接纳天阳之气，腹为至阴，受纳水谷之精，天阳之气与水谷之精并充气血，以维持人体的生存。胸为少阳之所，腹为太阴之地，二者的变化，是整体阴阳变化的主要因素，能影响到全身各个部位。选用小柴胡汤，不仅和调枢部，治中央以全四旁。更主要的是方中柴胡、黄芩以清疏枢阳之实热，实有清泄三阳实热之功，人参、甘草、大枣、生姜、半夏温补里阴，更有温补三阴虚寒之效。所以《伤寒论》第 149 条涉及三部：头汗出是枢阳证，微恶寒是表阳证，心下满是里阴证，手足冷是表阴证，大便硬是里阳证，脉细是枢阴证，六病的症候俱有，可见枢部影响及整体。故条文说："必有表，复有里，此为半在里半在外也。"在一身众证俱在时，仲景告诉我们，采用和法，抓住枢阳与里阴以重点治疗，就能达到协调阴阳、和解整体的目的。以小柴胡汤为用，宣通上下，治疗内外，不愧为协调第一良方。

三、整体协调

人类整体气血失调普遍存在，并且成为许多疾病的广泛内因。大量临床实践证明，气血的失调变见于寸口，形成病理性特异脉，是整体失调最客观、最本质的指征，它如同航海家的指南针，可以冲破繁杂的病证所造成的迷雾，指明方向，救人之危。

1. 协调疗法作用机制

协调疗法模拟饮食物进入人体后的消化、吸收、利用的过程，通过人体自身的自然疗能的恢复，来达到机体内部调控机制发挥作用的目的。

2. 协调方剂、药物的选择

自从人类出现以来，人不断对自己的食物进行筛选，最后从数以万计的动植物中保留下诸如小米、大米、白面、玉米等数种主食，完全满足了人类自身的需求。协调方剂的选择也要具备诸如大米、小米、白面等能够适应病理的各种需要的功能。中医两千多年的临床实践，逐步掌握了各种病理下的有效药物。寒、热、补、泻、升、降、收、散四个本质八个方面构成了中药的基本属性。通过选择，发现只有小柴胡汤在配伍上具备了这个条件，在整体上达到了"和调五脏，洒陈六腑"的功能，如《伤寒论》第 230 条所说："上焦得通，津液得下，胃气因和，身濈然汗出而解。"

大量的临床实践证明，小柴胡汤以苏子代半夏，降而下气，利膈宽肠，可除半夏之燥弊。在非呕非恶疾病中，以花椒代生姜，温中散寒，解郁温中，热而不伤津液，并有解痉、缓急止痛之功。这样既不失原方剂的组方精神和临床疗效，又使得方剂更加平和，更名为"协调基方"。

柴胡 15g、黄芩 15g、党参 30g、苏子 30g、花椒 10g、甘草 10g、大枣 4 枚。

3. 协调疗法的功能

①整体协调，主要是对自主神经功能调整。

②恢复人体自身的自然疗能，主要是对免疫功能的调节。

③补充营养，调节代谢。

④排除人体蓄积的代谢产物。

⑤完善机体的自组功能，恢复机体模型。

⑥有病治病，无病防身的康复功能。

4. 协调疗法的特点

①治疗面广。

②双向调控。

③安全性高。

④利于久服。

5. 协调疗法的优越性

①解决了医患不能分离的难题。

②解决了医药分家、制剂落后的难题。

③解决了中医治病定证、定方、定疗程的难题。

④解决了多种病证缠身，顾此失彼的难题。

6. 辨脉定方，以方定名

①调神平亢汤：协调基方加石膏 30g、牡蛎 30g、桂枝 10g、大黄 10g、车前子 30g。

本方是调整大脑皮层功能紊乱的代表方剂，主治溢脉证。它根据《伤寒论》107 条柴胡加龙骨牡蛎汤化裁而来，全方寒热并用、升降并举、收散兼施、补泻共济，四方同调、八面共治，相反相成。

②调心理乱汤：协调基方加百合 30g、乌药 10g、丹参 30g、郁金 15g、瓜蒌 30g、五味子 15g、牡蛎 30g。本方强心以健脑、宽胸以宣肺、疏肝以建中、安神而止悸，是治疗紊脉证的代表方剂。

③调胃舒郁汤：协调基方加陈皮 30g、白芍 30g、大黄 10g。

本方重点在平复自主神经功能紊乱，解除平滑肌痉挛，帮助消化，加强胃肠蠕动，推陈出新，是治疗聚脉证的代表方剂。

④调肠解凝汤：协调基方加陈皮 30g、白芍 30g、川楝子 15g、小茴香 10g、大黄 10g。

本方在调胃舒郁汤的基础上，加川楝子、小茴香而成，温中散寒、荡涤肠胃，使积聚之黏液可除，是治疗覆脉证的代表方剂。

四、辨病定方，以方定名

局部出现局限性病变，只需在局部使用各种疗法，就能达到治愈的目的，如对外伤、化脓清创伤口，使用膏药外敷，洗剂外洗以及针灸、拔火罐、按摩、切割等，传统医学在这方面的内容丰富多样。目前现代医学中的外科手术学就集中地体现了局部病局部治疗的方法。我们临证所应用的攻坚汤、复健丸、除风利湿汤、解肌汤、决渎汤、排石汤等属于局部对症治疗的方剂，由于局部对症治疗涉及的范围很广，现仅举例说明。

1. 攻坚汤　王不留行 30g、夏枯草 30g、苏子 30g、牡蛎 30g。

主治：一切肿瘤、囊肿等肿块增生。

2. 鸡甲散　鸡内金 30g、炮甲珠 30g、鳖甲 30g。

主治：肝硬化、肿瘤、增生。

3. 团鱼丸　鳖 2000g、蛤蚧一对、人参 60g、鸡内金 120g。

主治：一切局部组织萎缩、脏器虚损。

4. 复健散　黄芪 60g、人参 60g、鸡内金 120g、丹参 60g、郁金 30g、神曲 60g、当归 60g。

主治：溃疡不愈、组织虚损。

5. 除风利湿汤　浮萍 30g、苍耳子 30g、苦参 30g、土茯苓 30g。

主治：湿疹、荨麻疹等各种皮肤病。

6. 解肌汤　葛根 30g、党参 30g、黄芪 30g、丹参 30g、郁金 15g、金银花 30g、丝瓜络 15g、车前子 30g。

主治：风湿性心肌病、结节性红斑、末梢神经炎、皮肌炎等结缔组织病变。

7. 决渎汤　黄芪 30g、郁金 15g、金银花 30g、丝瓜络 15g、车前子 30g、白茅根 60g。

主治：一切水肿、小便不利、急慢性肾炎、泌尿系统感染等。

8. 排石汤　金钱草 120g、海金沙 30g、郁金 15g、车前子 30g、王不留行 30g、玄明粉 10g、鸡内金 20g。

主治：胆道结石、肾结石等。

9. 利肠汤　白芍 30g、甘草 30g、威灵仙 10g、芦荟 3g。

主治：习惯性便秘。

10. 清喉汤　葛根 30g、薄荷 10g、金银花 30g、连翘 15g、桔梗 15g、玄参 30g、郁金 15g、芦根 15g、甘草 10g。

主治：急慢性喉炎、白喉初期、扁桃体炎。

11. 三核二香汤　川楝子 15g、桔核 30g、荔枝核 30g、小茴香 10g、木香 15g、大黄 10g。

主治：腹满寒疝、右脉长弦。

12. 溃疡汤　川楝子 15g、五灵脂 15g、败酱草 20g、枳实 15g、白芍 30g、大黄 10g。

主治：胃溃疡、十二指肠球部溃疡、结肠溃疡、应激性溃疡。

三部六病导论

第一章　易理篇

《周易》是一部古代奇书，它由两部分构成：符号系统和文字系统。它是一门集操作技术和理论思辨为一体的综合性学科。它的技术包括龟卜、筮数、占卦三个方面，内容涉及天文、历法、文字、数学、农事、物候、礼制、习俗、历史、战事、日常生活等各个方面。卜、筮、卦各有渊源，其形成时间、地域和民族各不一致，至商周而并行于世，相互渗透。它的理论思辨主要体现于《易传》，约成书于春秋至战国中期，是对《易经》的注释及发挥，是一部融哲学、历法、文化为一炉的辉煌古籍。《周易》理深意宏，有人称它：是自然科学的胚基，宇宙观的萌芽，多种学科的渊薮。

第一节　《周易》与象数

《周易》是一部占筮性质的专著。"周易"一词最早见于《左传·庄公二十二年》"周史有以《周易》见陈候者"。《襄公九年》也说："阳虎以《周易》筮之。"

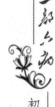
一、自然之数

《系辞下》说："上古结绳而治，后世圣人易之以书契。"这句话的意思是说：刻划计数源于结绳计数。数起源于结绳，它除了"数"外，还有"象"，刻划就完全抽象化了，只有数的意义。

结绳计数多不过三，长期的计数就会出现类似八卦的组合方式，这就是所谓的"结绳八卦"，■——■——■。

刻划文字是甲骨文中指事文字的前身，它把图形文字变为平直的几何文字，使文字的意义更加抽象化，并可以刻契在骨片、陶器、青铜器上，得以长期保存和传播，大大推动了文字的快速发展。刻划文字起源于计数，最简单的刻划文字可能就是甲骨文 1－10 十个数目字。

二、天地之数

《系辞上》说："天一、地二、天三、地四、天五、地六、天七、地八、天九、地十。"天地之数即十个自然数，并产生了奇偶概念，天为奇，属阳，地为偶，属阴。

天地之数起于一，为万物之始，包含对立统一的双重含义。《系辞下》说："天下之动，贞夫一者也。"一就是太极，是统一，兼有奇数和偶数的性质。一加在偶数上便成为奇数，加在奇数上便成为偶数，是构成奇数和偶数相互转化的条件。二是偶数之始，三是奇数之始。因此《说卦传》说："三天两地而倚数。"三天两地与天圆地方说有关，《周髀算经》认为："圆方者，天地之形，阴阳之数。"郑玄《说卦传》注："天三覆，地二载。"

"五"为阴阳交错，写作×。《系辞上》说："天数五，地数五，五位相得而各有合，天数二十有五，地数三十，凡天地之数五十有五。"把两个×重叠起来就是"爻"字，五是天地之数的中间数，也是天数三与地数二的和数，含有上下交媾，阴阳交午的意思。

三、河图数与洛书数

河图数的形式与生数和成数有关。《尚书·顾命》说："河图在东序。"数产生奇偶的概念之后，就与○和●（昼夜）的阴阳概念"偶合"在一起，把这些符号赋予了新的含义。

《素问·六元正纪大论》说："帝曰：太过不及，其数何如？岐伯曰：太过者其数成，不及者其数生。"五为中数，小于五为不及，大于五为太过，不及为生数，太过为成数，成数6、7、8、9是生数1、2、3、4加中数5而形成的，它们的生成关系图即河图。后人将方位、四时等内容附会其图则增加了它的神秘性。实际上它是自然数形成的"示意图"。

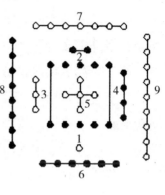

图2-1　河图

洛书是一个数字方阵，无论是横排、竖排还是沿对角线斜排三个自然数之和都是15，总数为45。这就是现代数学中的"三阶幻方"。

《灵枢·九针》"天地之大数也，始于一而终九"。《灵枢·九宫八风》把这一数字方阵与八节（风）相附，则赋予了它神秘的内容，把一个纯数字的东西赋予了理性。

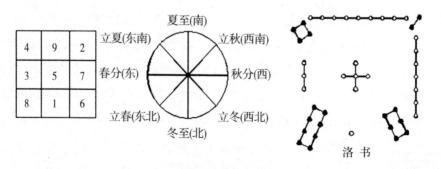

4	9	2
3	5	7
8	1	6

夏至(南)
立夏(东南)　立秋(西南)
春分(东)　　秋分(西)
立春(东北)　立冬(西北)
冬至(北)

洛书

图2-2　洛书

河图与洛书的形成，标志着自然数和四则运算法则的产生。

四、数字八卦的形成

《左传·僖公十六年》说："筮，数也。"以筮计数较之以结绳计数有了较大的发展，可以随机组合运算。筮和数的结合，逐渐产生了"数卜"的占筮方法。

大量的考古资料表明，数字卦经历了三个发展阶段，新石器时代晚期数字卦中多为一到六的六个自然数，殷墟晚期到西周早期，二、三、四三个数字在数字卦中消失，出现了一、五、六、七、八五个数字，数字有增大趋势，其中六最多，一次之，这是由于二、三、四都是积横画，容易彼此掺和，难以区分，这是筮法进步的一种表现。西周中晚期，五、七也逐渐取消，出现了九，主要集中在一、六两个数字上，说明这时筮数已经不太重视数值的大小，而是注意数的奇偶性质和书写的方便整齐。"一"和"∧"的大量出现孕育着阴阳符号的诞生。长沙马王堆二号汉墓出土的帛书《周易》，其卦画爻象写法均作"一"和"⌐ ⌐"，已将"∧"断开。由"∧"到"⌐ ⌐"，再到"－－"，实质上就是筮数演化为符号这一过程的缩影。

五、卜、筮、卦的结合

《说文》言："卜，灼剥龟也，象灸龟之形，一曰龟兆之纵横纹也。"卜，其形像灸龟之裂纹"卜"，其声像灼剥之响声。兆，灼龟坼也。兆卜即视其坼裂纹以定吉凶。就我国考古学方面的材料看，用龟卜的习俗在黑陶时代就有了。璋如先生说："周人之用龟卜，乃学自殷人者。"龟之纹理错综有致，而且坚硬，古人作为一种装饰品和盔甲使用而逐渐成为被崇拜的图腾，商人则以"玄鸟"（龟）为祖。用龟甲作为器与火接触便产生了"兆卜"，而以坼之多少和样式来定龟质，大概是最原始的"龟卜"了，也可称为"相龟"。从文献记载看，古人看卜兆没有固定的样式，皆因事、因时、因人、因地而异，随机而作。因为龟甲本身就有纹，把纵作为本纹，则横为生纹，生纹断本纹为凶，未断为吉。

　　筮是一种以蓍草为工具的数卜方法，类同于凉山彝族中"雷夫孜"，运营三次则可得出三个数字，按其奇偶排列起来，则可形成八种组合方式，以"占筮"逐渐取代原始的"龟卜"是周人的一大进步，并对"龟卜"零散的、随机的、经验的卜辞进行归纳、整理、形成了系统的、可操作的"数卜"，使"龟卜"这种贵族宗教活动逐渐转变为民间预测方法。

　　占卦、算卦、推卦是古人择时选日的推算历法的一种方法，以指导农事、战争等社会活动。"八卦历"类似于现在的"挂历"，是一种图表，一目了然。随着"八卦历"与回归年的实际时间误差的加大，"八卦历"逐渐被"阴阳历"取代，失去了其历法的意义和功能，最后彻底地脱离了科学的范畴，沦为巫师们选择"黄道吉日"的工具。

　　周人将"龟卜""数筮""占卦"三者结合，则产生了象、数、理一体的"易学"体系，逐渐使"卜筮"系统化、规范化、理性化。使八卦仅剩的一点科学的外壳也被"卜筮"所大肆渲染后而"神化了"，这种"偶合"在世界史上是极为相似的。马克思说："哲学最初在意识形态的宗教形式中形成，从而一方面它消灭宗教本身，另一方面，从它的积极内容来说，它自己还只是在这个理想化的、化为思想的宗教领域内活动。"列宁也说："科学思维的萌芽同宗教、神话之类的一种联系，而今天呢？同样还是这种联系，只是科学和神话的比例却不同了。"

第二节　《周易》与历法

　　研究易，应首重爻，爻不明，则卦无根。易的一切变化、比象、

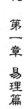

数理都是基于爻的重叠演变。

一、六爻历

1. 爻的产生在标象

"河图"是殷以前的文化沉淀。唐兰《古文字导论》说："文字的起源是图画。"郭沫若在《奴隶制时代·古代文字之辩证的发展》一文中说："半坡彩陶每每有一些类似文字的简单刻划和器上的花纹判然不同……其中有些绘画如人形、人面形、人着衣衫形、鱼形、兽形、鸟形、草木形、轮形（太阳）等等，这些图画应该较那些刻划要早，并且逐渐由抽象的符号所取代……而这些刻划可以肯定地说是中国文字的起源。可以这样说：这些图画是刻划的前身和基础。刻划是图画的变形和简化。"《系辞上》有"河出图，洛出书，圣人则之"。而《论语》则有"凤鸟不至，河不出图"。可见河图在春秋时期已经很难见到。但可以肯定地说：河图也是图形文字的一种。

2. 爻以象昼夜

上古先民"日出而作，日入而息"，首先接触和观察到的与时间有关的自然现象就是"昼"和"夜"，二者最直观的区别是"白"和"黑"，明显的参照物是"日"和"月"。《老子·知其雄章》说："知其白，守其黑为天下式。"《系辞上》说："悬象著明，莫大于日月。"昼夜是上古先民最早的时间概念和单位，最原始的象形表意符号应该是○和●，时间的变化就是○和●的交替。《说文》言："爻，交也。"《系辞上》说："圣人设卦观象……刚柔者，昼夜之象也。""爻也者，效此者也。"

3. 太极以记时日

把一昼一夜作为一日的时间概念可能要晚于昼夜的概念很久，因为"日"作为计时单元要比昼夜抽象得多，最早的符号应该是○—●或◑。《系辞上》说："日月之道，贞明者也，天下之动，贞夫一者也……爻也者，效此者也。”“明”字的产生与此有关，所谓：“日往则月来，月往则日来，日月相推而明生焉。寒往则暑来，暑往则寒来，寒暑相推而岁成焉。”（《周易·系辞下》）。“明”应该是“一日”的最原始的时间概念，“易”是其变型的另一种写法。

《系辞上》说：“易有太极，是生两仪。”《礼记·礼运》说“礼必本于一”，《吕氏春秋·大乐》也说“太一出两仪”。可见“太极”和“太一”“太乙”是同义语。《说文》言“极，驴上负也”，《春秋·繁露·循天之道》说“中者，天地之太极也”。太极和太一其原始的含义即“一极”，就是一日○—●或◑中间的连线“—”，所不同的是“太极”已由“太一”的直线演变为曲线，即☯，反应了古人已经观察到了昼和夜的消长变化规律。

4. 三极以断六时

（1）三极的概念：太极即太一、一极，是一昼一夜合一日的意思。三极就是三日，即：○—●　○—●　○—●或○≡●。上古先民计数罕能过三。《说文》言：“三成数也。”因此三日是一个计算时间的周期。《系辞上》说：“六爻之动，三极之道也。”《系辞下》也说：“兼三才而两之，故六，六者非它也，三才之道也。”三日即三昼夜的更替，这就是“六爻之动，三极之道”的含义。三才之道是对三极之道的推广和引申，成为具有特殊意义的哲学概念。

（2）六时的形成：三极的思想应用于一年或一日的划分，就形成了“六时”的概念。太极为一日，一日之内六分法即昼三夜三，三阴三阳六时即太阳、少阳、阳明、太阴、少阴、厥阴把一日分为六个时间段。也可表述为⊛，或如图2-3。所以说：“道有变，故曰爻。”

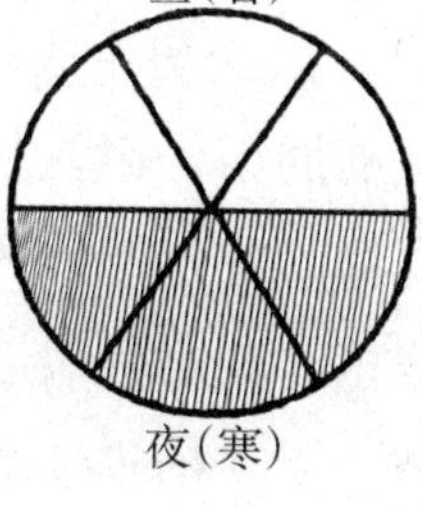

图2-3　三极一日六分法

5. “六极”与“七日来复”，十二爻辰

（1）六极与七日来复，《庄子·大宗

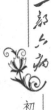

师》中提到了"六极"，六极是对三极的进一步发展，也是数学发展的产物。三极是三日一个时间周期，六极则是六日一周的体现。如《周易·蛊卦》"先甲三日，后甲三日"，《周易·巽卦》"先庚三日，后庚三日"，这些都是以三日为一个时间周期的反映。《周易·复卦》"反复其道，七日来复"。七日来复是六日一周的另一种表述方式。《系辞下》说："易之为书也，不可远，为道也，屡迁。"六日一周取代三日一周是数字的发展和计时的需要，写作：○—● ○—● ○—● ○—● ○—● ○—●或○六●。

（2）六极与十二爻辰：太极为一日两分法，三极为一日六分法，六极为一日十二分法。把一日分为十二爻辰，分别对应于：夜半、鸡鸣、平旦、日出、食时、隅中、日中、日昳、晡时、日入、黄昏、人定，以十二地支来表示，称为十二爻辰。

44

6. 六爻历

（1）十二支的来历：子、丑、寅、卯、辰、巳、午、未、申、酉、戌、亥十二支起源于占星，即十二朔望月中新月始见时（即初三），其附近的星座形象。因此它最初的含义是对周天十二等分的区划。天空区划是制定历法的基础，参宿一带为子，井宿一代为丑，星宿一带是寅，翼轸宿一带是卯，角、亢宿一带是辰，房、心、尾宿一带是巳，箕、斗宿一带是午，牛宿一带是未，虚、危宿一带是申，室、壁宿一带是酉，娄、胃宿一带是戌，昴、毕宿一带是亥。十二支划分周天为十二等分，自西向东排列，这样一年划分为十二月，每月对应于十二支。

（2）六爻历生成过程。《素问·六节脏象论》说："天有十日，日六竟而周甲，甲六复而终岁，三百六十日法也。"

这样一年两季、六节、十二支、六十周、三百六十日的六爻历就形成了。其中六日为一周，十日为一旬，三十日为一支，六十日为一节。六爻历推演方法为：

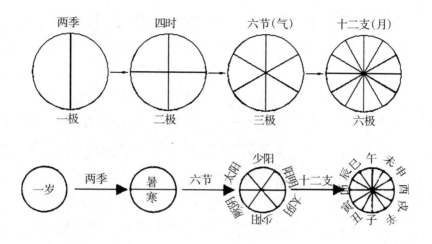

图 2-4　六爻历推演法

二、八卦历

它是建立在观察、测量、计算"日影"基础上的历法。《周易·系辞》说："乾之策，二百一十有六，坤之策百四十有四，凡三百有六十，当期之日。"把一年作为三百六十日，这种正圆式的理想化的历法是远古先民最"伟大的发现"和"最圆满的天道"。

1. **八卦的形成在计时节**　《周易·系辞》把八卦的起源追溯到伏羲时代。八卦历的基础是原始的四时历。《系辞上》说："易有太极，是生两仪，两仪生四象，四象生八卦。""是故刚柔相摩，八卦相荡，鼓之以雷霆，润之以风雨，日月运行，一寒一暑。"

《说文》讲："仪，表也。"表就是直立在地上的一根竿子。卦就是圭，是用来度量太阳照射表时所投影子长短的尺子，两者结合在一起使用，称为圭表。节是一个长度单位，对于时间的测量，古人仍然使用长度概念。《周髀算经》说："以八尺之表，则夏至时日影最短，为一尺五寸，冬至时日影最长，为一丈三尺。"就是说古人早已经发现一年之中昼夜不均等的现象，并把一年中的影长标在卦上呈一个正弦曲线，这就是太极图中一横线演化为曲线的原因。

2. **四时历法的重要地位**　四时历法是在寒暑两季历法基础上形

成和发展起来的，经历了一个漫长而曲折的演变过程。

（1）甲乙丙丁四时划分：这一时期的四时没有春夏秋冬的含义，仅有次序的含义，即第一、第二、第三、第四。

（2）春夏秋冬四时划分：这一时期四时的划分突破了寒暑两季的概念，春、夏、秋、冬成为四个独立的季节，不仅仅是次序的排列和简单的二分为四。春为阴中之少阳，夏为阳中之太阳，秋为阳中之少阴，冬为阴中之太阴。春、夏、秋、冬具备了阴中有阳、阳中有阴、阴阳互根、阴阳消长的含义。四时历法曾经是一个独立的历法，后来逐渐分化为五运历、六爻历和八卦历，但其重要价值和内容一直保留于各历法之中。

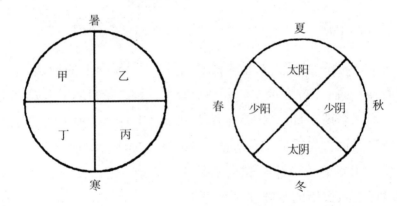

图 2-5　四时历法

我们的祖先主要生活在黄河流域，地处北半球的温带区，有着明显的一年一度的冬夏两季的寒暑周期。这与一天之中一昼一夜的更替有着十分相似性。把一年作"太极"，那么两仪就是寒暑两季，四象就是春生、夏长、秋收、冬藏四时的物候变化。随着人类社会农业生产的发展，把一年分为两季四时已不能适应当时的农事活动的需要，因而人们就把一年分为立春、春分、立夏、夏至、立秋、秋分、立冬、冬至八个节令。《周易·节卦》说："天地节而四时成。"占卦、算卦即推算某日在一年中的位置，即后世的"择日选时"。

3. 八卦历的演进过程 这样一年两季四时八卦（风）三百六十日的八卦历就形成了。其中十五日为一气、四十五日为一风（卦），九十日为一时。

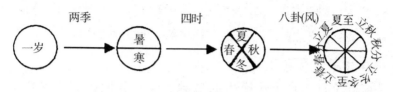

图 2-6 八卦历的演进过程

三、五运历

五运历是夏代的古历法，它是十干历的基础。它把一年分为春、夏、长夏、秋、冬五季。十干历依冬夏两至把一年分为生年和成年，或依春秋二分把一年分为阴年和阳年。《管子·五行》记载了五运历，它说"日至，睹甲子木行御……七十二日而毕。睹丙子火行御……七十二日而毕……"把一年分为五个季节，称五运，每运七十二日。它们的运名是甲子、丙子、戊子、庚子、壬子，并与木火土金水五星相结合。我国小凉山彝族十月历则完全采用了五星命月法，其月序为："一水公，二火母，三木公，四金母，五土公，六水母……"《春秋繁露·暖燠常多》中说："天之道……是自正月至于十月，而天气之功毕……故九月者，天之功大究于月也，十月而悉毕。"证明我国古代确有过十月历的存在，《夏小正》就是十月历。《管子·幼官》中十图、三十节，每节十二天，三节三十六日为一图，也是十月历的珍贵历史资料。

1. 五极与五日为候

太极为一日，五极为五日，可表述为○—● ○—● ○—● ○—● ○—●或○五●，把五日作为一个时间周期称为一候。

2. 五运与五行

把一年分为五个阶段，称为五运，以春、夏、长夏、秋、冬五运解释天候、气候、物候的运动变化规律。把五运与五星相结合来解释和探讨社会、人事、自然的现象及其相互关系，这便产生了"五行"。五行最初的含义是五种行为、品行。如《吕氏春秋·孝行》的"五行不遂"是指"庄、忠、敬、笃、勇"。《淮南子·兵略》指"柔、刚、仁、义、勇"。《中庸》《孟子》指的是"仁、义、礼、智、仪"或"仁、义、礼、智、诚"，等等。

3. 十干与十日为旬

十极即十日，是十干产生的基础。天干的原始意义是指与十数相应的序数，犹言第一、第二、第三……第十。这种解释可在卜辞中找到证明（参王国维《先公先王续考》）。天干作为十位数次名称出现以后，被天文学家移至历法，夏代已经产生了天干记日法，即用甲、乙、丙、丁、戊、己、庚、辛、壬、癸记日，以十日为旬。《春秋繁露·阳尊阴卑》说："天道十日而成。"当时以生日天干作为名号遂成习俗，例如夏代后期的几个帝王使用"孔甲""胤甲""履癸"的名字便是证明。

4. 一年为五运十干的划分

《夏小正》把一年分为五运十干，首先变四时为五运。从天干的象形可知，甲、乙、丙、丁均为鱼身之物，而戊、己、庚、辛、壬、癸全属古代兵器利刃之象，显然是两个时期的产物，前者当属渔猎时代，而后者为金石并用时代所创造。甲乙丙丁应该是四时历春夏秋冬的代用词，而戊己庚辛壬癸是六爻历中六节的代用词，两者的结合发展成为十干。五极五运是五日为候的基础，十日为旬是十干产生的渊源。《管子·幼宫》把一年分为十图三十节，每节十二日，三十六日为一图，由此可以看出，以十干不仅可记日，也可记月。十月历作为古历法均可从《夏小正》《齐月令》《管子》中得到证实。

5. 五运历的演进过程

五运历是在八卦历基础上发展和完善的，它把一年分为十个月，是我国最古老的历法，公元前八世纪欧洲还沿用这种历法，称为

"罗马历法"。我国南部少数民族一直到21世纪初还沿用这种历法。其推演方法为:一年两季、五运、十干、三十六旬、七十二候、三百六十日。其中五日为一候、十日为一旬、三十六日为一干、七十二日为一运。

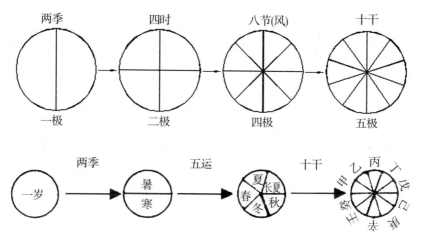

图2-7 五运历的演进

四、五运六气历

五运六气历也叫干支历,是五运历和六爻历的复合历。《汉书·律历志》有"日有六甲,辰有五子,十一而天地之道毕,言终而复始"。这是干支历法,六甲为甲子、甲戌、甲申、甲午、甲辰、甲寅,五子为甲子、丙子、戊子、庚子、壬子。

1. 六爻历的单支记日法

干支六十甲子记日法在殷商甲骨文中已有完备的记载。单干记日法在夏朝已经出现,十日为旬这已成为不争的事实。单支记日法是否出现过,这还是个谜。可以推测,单支记日法在殷商之干支记日法出现之前,肯定独立存在过。

《国语·周语下》说:"天六地五,数之常也,经之以天,纬之以地,经纬不爽,文之象也。"经天纬地即是天文历法的内容,单襄公以"天六地五"这一常数类比治国方略。在《管子·牧民》《淮南子·天文训》中都有反映，如"六亲五法""五官六府"。这其中有一重要信息需加说明，六在先为天，五在后为地，与后世的天干、地支表述是不相同的，干支单独记日形成的先后次序和主次地位不同。支早于干，而且数字没有与天地阴阳结合的痕迹。另外从《管子·幼宫》把一年分为十图三十节，每节十二日，每个节气都有节名，与二十四节气名称不同来看，它不仅保留了十月历，而且也说明了十二支记日的历法也曾经存在过。把六日为一周扩充为十二日为一个时间周期，这在《伤寒论》中是有反映的。

2. 五运六气的结合

单支记日法是从六日为一小周发展成十二日为一大周的记日方法。五小周为一月，五大周为一节。单干记日法是从五日为一候发展成十日为一旬的记日方法。六候为一月，六旬为一节。把干支相复合便产生了六十甲子记日法。这一历法一直沿用数千年，成为具有中国特色的文化现象。

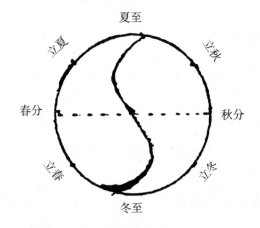

图 2-8　五运六气历

五、阴阳历

阴阳历是六爻历和八卦历的复合历。这一历法的形成和完善是建立在观察和实测基础上的，它是最具生命力和特色的天文历法。

它既考虑了太阳视运动同气候变化的内在联系，又考虑了月亮视运动月相变化同人们的夜间生产活动、潮汐规律的关系，创立了大小月和闰月的方法，使两种周期巧妙地结合起来，形成了十二月、二十四节气，用于指导农业生产活动和人体生命节律的调整。

六爻和八卦是两种不同的历法体系，一般人把六爻、八卦多混为一谈，其实它们不是同一时代的产物。六爻和八卦的耦合是周文王之作或者更晚的《易传》所为。卦画源于卜筮，卦理源于历法。《易经》和《易传》之间存在着深刻不可调和的数理矛盾。

1. 六爻（卦画）讲的是"三极之道"　所谓"六爻之动，三极之道也"。卦画的演变遵循着二进制规律，为几何数级，是两个符号排列组合的结果。六爻的排列组合不能产生出八卦，只能形成六十四卦中的特例八重卦。八经卦是三爻之动的结果。

$2^0 = 1$——无爻动，则为一象 　Ⅹ

$2^1 = 2$——一爻动，可成二象 　━ ╍

$2^2 = 4$——二爻动，可成四象 　☰ ☷ ☳ ☶

$2^3 = 8$——三爻动，可成八象 　☰☷☳☶☵☲☴☶

$2^4 = 16$——四爻动，可成十六象 　……

$2^5 = 32$——五爻动，可成三十二象 　……

$2^6 = 64$——六爻动，可成六十四象 　……

2. 八卦（卦理）讲的是"一阴一阳之谓道"　其演变遵循着十进制规律，为自然数级，是推算历法的方法。

$0 \times 2 = 0$　无极成一象　○

$1 \times 2 = 2$　一极成两仪　◑

$2 \times 2 = 4$　二极成四象　◉

$3 \times 2 = 6$　三极成六节　◉

$4 \times 2 = 8$　四极成八卦（风）　◉

$5 \times 2 = 10$　五极成十干　◉

$6 \times 2 = 12$　六极成十二支　◉

3. 六爻和八卦的结合　　把六爻和八卦结合起来是《易传》所为，《易传》创立了八经卦，八经卦是三爻之动的结果。$2^3 = 2 \times 4$，是三爻之动的八经卦和四极八卦（风）的数学基础，二者存在着数理上不可调和的矛盾。

六、六六之节，九九制会

六六之节，九九制会，是五运历、六爻历、八卦历三种历法的复合。《素问·六节脏象论》说："夫六六之节，九九制会者，所以正天之度，气之数也。天度者，所以制日月之行也，气数者，所以纪化生之用也。天为阳，地为阴，日为阳，月为阴，行有分纪，周有道理，日行一度，月行十三度而有奇焉，故大小月三百六十五日而成岁，积气余而盈闰矣。立端于始，表正于中，推余于终，而天度毕矣……天有十日，日六竟而周甲、甲六复而终岁，三百六十日法也。"这里所讲的"行"，就是五运历，"周"就是六爻历，"立端于始，表正于中"就是八卦历。这种复合历即后世的四分历，也即现行的农历。已经出现了以大、小月之不同和积气而盈闰的四分法，来调节日、月运行与气候之间理论和实测中的误差。这是历法的进步。

太阳历依据太阳视运动变化规律制定，代表节气，在四时八节（风）基础上不断完善形成了二十四节气（令），配合上七十二候，形成了具有民族地域特征的科学的历法气候学。太阴历依据月亮视运动变化规律制定，代表月份，为使月份与月亮视运动变化规律一致，规定大月每月 30 日，小月每月 29 日，这样一年则为 354 日，一年较回归年相差 11 日，因此每三年置闰一个月，并把每年二月定为 28 天，校正的方法是用圭表进行的。正如《素问·六节脏象论》所说"立端于始，表正于中"，即确定冬至日为一年之岁首，在冬至日测量日影的长短，以校正节气与月份的关系。

斗纲建月与太一行宫的概念是阴阳历的进一步发展。以北斗视运动来纪年，以斗勺与十二辰对应来定月。北斗形如大勺，由七星组成。天枢、天璇、天权组成斗身，古代称为魁，玉衡、开阳、摇光三星组成斗柄，古称勺。天枢和天璇两星又名指极星，从天璇到天枢画一条连线，并延长五倍，就是北极星的位置。《史记·天官书》说："斗为帝东，运于中央，临制四乡，分阴分阳，建四时、移节度、定诸纪，均系于斗。"北斗具有指方向、定时节的标尺作用。十二辰的布列是自东向南向西左旋的，斗纲所指之地即节气所在之处，正月指寅，二月指卯，三月指辰，四月指巳，五月指午，六月指未，七月指申，八月指酉，九月指戌，十月指亥，十一月指子，十二月指丑。《汉书·律历表》说："斗建下为十二辰，视其建而知其次。"因此，根据天北极北斗斗柄所指的时辰，可以确定节气，推测日躔位次。汉朝天文学的发展，推动了历法的进一步完善，如东汉刘洪创立的《乾象历》把每年日刻数精确到了 365.24618 日。这时五运六气说兴起，把天干地支、五运六气相互组合广泛应用于天文历法，并波及自然科学各个领域。五运六气说源于历法，却被历法淘汰。后来愈演愈烈，竟成为玄学的温床。中医学受其影响深远，至今仍未脱离其荫翳。

第三节　《周易》的哲理

　　《周易》的直观思维方法和辩证思想是《周易》哲学的基点。它得益于"阴阳数度之学"，即：四时、八卦（节）、十二度（月）、二十四节等天文历法、星度、节气、物候的"八卦历"。阴阳数度之学对《周易》卜筮框架充实了数理和哲学的思想内容，赋予了它许多新的含义。《易传》基于古代天文观测形成的数度之学明确提出了阴阳的概念，总结了早期阴阳数度之学的内容，吸取了百家争鸣的学术成果，从而发展了《易经》的哲学思想，初步形成了自己的哲学体系。

一、易理与西方哲学

易理注重形象思维，刻意创造出一些符号和框架，把自己的思想注入其中，因此可以称为"框架哲学"，这就形成了易理的规范性。西方哲学注重抽象思维，因此可以称其为"思辨哲学"，随意性强，可以任意发挥，容易创新。另外，易理不注重考查事物的特殊性，"重道轻器"，对具体规律的研究被列入"小道末枝"，只重视整体综合的一般性规律，严重阻碍了局部分析思维的发展。西方哲学注重对事物的个性考察和局部具体的分析方法，推动了科学技术的进步。

中国古人研究《易经》喜欢从它的零乱无章的材料中找到一位圣人或数位圣人，由一开始便形成了其完整性和合理性。用机械的"因果性"来解释其演变过程，这样就容易形成今不如昔的结论，这是不符合历史发展的基本规律的。《易经》的形成是在占有各学说材料之后并进行取舍深化而逐步完成的。因此可以这样说，《易经》的形成时间，是其中最晚出现的观点和史实，而不是构成它原始材料如卜、筮、卦的渊源。

1.《周易》的思想结构是由符号系统和文字系统两部分组成符号是载体，文字是内容，这在世界文化史上，无一例外。

波尔说："自然界凡允许存在的事物，若没有一个框架和形式，内容就无法掌握。"易理若离开了易象，就会涣散无依。《周易》的符号系统即易象可以帮助人们把思维内容规范化、系统化、图式化。若不辅以文字即内容，易象则难以单独传递思想，落入神秘的"空套子"。

2. 取类比象 这是《周易》所独具的哲学思维模式，是东方哲学的形象思维和西方哲学逻辑思维的分水岭。《周易》象学为中国传统的认识论奠定了基础，后来发展成为不同学科如：天候、气候、时候、物候、病候、症候。

《系辞下》说："夫易彰往而察来，显微而阐幽……其称名也小，其取类也大。"它按照"方以类聚，物以群分"的原则，以找出事物之间的共性和规律性。这一思维模式抓住了"象"和"类"两个方面。列宁说："类概念是事物的本质，是规律。"这种本质与现象的统一，避免陷入唯象论的机械唯物论和唯理论的唯心主义玄学泥沼。

3. 给矛盾双方赋以属性，代之以阴阳两大类，这是东方哲学与西方哲学的又一大差别　《系辞下》说："乾，阳物也。坤，阴物也。阴阳合德，而刚柔有体……其称名也，杂而不越。"西方哲学对矛盾双方只有类而无性，不能不说是一大缺憾。

4. 象、数、理的完美结合　《系辞上》说："极其数，遂定天下之象。"一种学科只有当它达到了能够运用数学时，才算真正发展了。数与象的结合起源于河图与洛书。"河出图，洛出书，圣人则之。"象数是理的活水源泉，圆润而神秘，取之不尽，用之不竭，正所谓："圣人立象以尽意。"易数是悬挂于易学这座神秘殿堂之中的长明灯。

二、易理所揭示的宇宙基本规律

《系辞下》说："易之为书也，广大悉备，有天道焉，有地道焉，有人道焉。"《系辞上》也说："夫易，广矣，大矣，以言乎远则不御，以言乎迩则静而正，以言乎天地之间则备矣。"《周易》所揭示的基本规律是宇宙间普遍适用的，是放之四海而皆准的。

1. 生生则为易——质量互变　易即交易、变易，非交则变，非变则交。辩证唯物主义认为：物质是运动的，没有物质的运动和没有运动的物质都是不可想象的。《周易》六十四卦的排列次序就是遵循这一原则"二二相耦，非复即变"。交者变之始，变之渐；变者交之终，交之成。《系辞下》说："氤氲交感，变化无穷。"

生生即潜生和显生。潜生即量变，显生即质变。《系辞上》说："参伍以变，错综其数。""八卦相错"，阴阳对立，谓之错，错即对应、交感、潜生。"八卦相荡"，上下颠倒，谓之综，综即统一、变化、显生。阴阳消长，转化是事物之间的普遍规律。

2. 一阴一阳之为道——对立交感　辩证唯物主义认为：一切事物和现象都具有相互对立的两个方面，矛盾的对立是推动事物发展变化的原动力。《系辞上》说："一阴一阳之谓道，继之者善也，成之者性也。""是故阖户谓之坤，辟户谓之乾，一阖一辟谓之变，往来不穷谓之通。""夫乾，其静也专，其动也直，是以大生焉，夫坤，其静也翕，其动也辟，是以广生焉，广大配天地，变通配四时，阴阳之意配日月。"宇宙的基本存在形式为一分为二，对待而立，矛盾双方互以对立的存在为条件。所谓"孤阴不生，独阳不长"，并且矛盾对立的双方各不相同，一动一静，一开一合，一升一降，一刚一柔，一健一顺。一言以蔽之，阴阳以代之。

3. 盈虚消长，穷极必反——否定之否定　复卦象传说："反复其道，七日来复，天行也。"十二消息卦象征十二个月阴阳寒暑的消长。月缺月圆，盈虚消长，穷极必反，乾卦象传说："亢龙有悔，盈不可久也。"盈虚消长是量变，穷极必反是质变。《系辞》说："易穷则变，变则通，通则久。""往来不穷谓之通。"环周不息，周而复始是构成《周易》的基本概念。圆道即天道，天道是循环往复的，如"日往则月来，月往则日来，日月相推而明生焉，寒往则暑来，暑往则寒来，寒暑相推而岁成焉"。都说明天体的运动是周期性的，圆道即"循环律"。中医整体观念的基础就是循环，时间的循环、物质的循环、脏腑气机的升降运动，经络循环，营卫气血循环等，无一不是以圆的规律出现。

4. 河洛二象性——能量守恒　河图主全，数极于十，遂成天下之象；洛书主变，数极于九，遂成天下之文。河图与洛书，一方一圆，一动一静，一体一用。河图为体中有用，外方而内圆，外静内动；洛书为用中有体，外圆内方，外动内静。河洛二象互为经纬，互补共济，有类于波粒二象性。河图如粒子之动，犹生成之象；洛书如波动之性，似变化之理。洛书主动，司循环，河图主静，司开合，河洛二象，动静相依。

河图与洛书二象性，揭示了宇宙间普遍运动规律，河图与洛书统一于"六爻八卦"之中，八卦相重而成六十四卦，六爻相错亦可成六十四卦，河图洛书的起始相同，中间生成虽异而结果一致。

《周易》河洛二象是动态的、互补的、平衡的。河图、洛书的运动都处在一种稳态平衡之中。这种阴平阳秘观反映在八卦、六十四卦等各个方面。《系辞》说："阳卦多阴、阴卦多阳，其故何也。"《丰卦·象》曰："日中则昃，月盈则食，天地盈虚，与时消息。"整个宇宙存在于一种稳态平衡之中，动静互补，如运气的胜复郁发，脏腑的升降出入等，物质不灭，能量守恒。《系辞上》说："极其数，遂定天下之象；通其变，遂成天下之文。"河图的变化规律为自然倍数递增，洛书的变化规律是几何级数递增。

5. 六爻之动，三极之道——时、空、性的统一　《系辞下》说："昔者圣人之作易也，将以顺性命之理，是以立天之道，曰阴曰阳，立地之道，曰柔曰刚，立人之道，曰仁曰义，兼三才而两之，故易六位而成章。"三极六爻，既代表着时间，又代表着空间。三极是三维空间，六爻是东、南、西、北、上、下六合。三极是对时间周期的分割，六爻是太阳、少阳、阳明、太阴、少阴、厥阴六时。八卦、六十四卦则是对时间、空间的高度统一。《庄子·天下》说"易以道阴阳"，《礼记·祭仪》也说"昔者圣人建阴阳天地之情，是曰有易"。《周易》中天圆是一个时间概念，地方是一个空间概念，"天地"是一个时空统一的概念，故《系辞》说："夫易，范围天地之化而不过，曲成万物而不遗。"揭示了时空的运动规律。《老子》说："道生一，一生二，二生三，三生万物，万物负阴而抱阳。"

6. 阳主阴从——动静有常 《系辞上》说："天尊地卑，乾坤定矣。卑高以陈，贵贱位矣。动静有常，刚柔断矣。"《系辞下》说："夫乾，天下之至健也，德行恒易以知险。夫坤，天下之至顺也，德行恒简以知阻。"《彖》曰："大哉乾元，万物资始，乃统天。""至哉坤元，万物资生，乃顺乘天。"阳动阴静，运动是绝对的，静止是相对的，阳主阴从是自然界的普遍法则。《内经》将这一思想放大，在《素问·生气通天论》中说："阳气者，若天与日，失其所则折寿而不彰，故天运当以日光明。""凡阴阳之要，阳密乃固。"

7. 尚中，用中——中和观念 《系辞下》说："天下之动，贞夫一者也。"一即太极、整体、统一，这是《周易》所追求的完美统一的境界。"贞观""贞明"都是"保元太和"的结果。

《素问·六节脏象论》说："立端于始，表正于中。"如《丰卦》"日中见斗""月中见斗"。"中"最初是古人进行天文观测的专用术语，表示过程和范围，后来被引申为"中道"，不上不下，居于二五之位，表示人的行为品德不偏不倚，处于适中状态，如"中正""得尚于中行""中行无咎"。中具有对立面的相互渗透，"阴平阳秘"之意，是暂时的稳定和平衡。是一种过程美、动态美。得中则吉，久中则恒。

《中庸》说："喜怒哀乐之未发谓之中，发而皆中节谓之和。"又说："中也者，天下之大本也，和也者，天下之达道也，致中和天地位焉，万物育焉。""中和观念"对中医的生理观、病理观、养生观、治疗观形成很大影响。《素问·生气通天论》说："凡阴阳之要，阳密乃固，两者不和，若春无秋，若冬无夏，因而和之，是谓圣度，故阳强而不能密，阴气乃绝，阴平阳秘，精神乃治。"

第四节　古天文历法对中医思辨框架的影响

《素问·六节脏象论》说："天度者，所以制日月之行也，气数者，所以纪化生之用也。"《素问·上古天真论》说："上古之人，其知道者，法于阴阳，和于术数。"中医学的基本理论就是建立在"天文历数"基础上的思辨框架。正如《素问·宝命全形论》所说的"人以天地之气生，四时之法成""天有阴阳，人有十二节，天有寒暑，人有虚实，能经天地阴阳之化者，不失四时，知十二节之理者，圣智不能欺也，能存八动之变，五胜更立，能达虚实之数者，独出独人，呿吟至微，秋毫在目。""故曰：不知年之所加，气之盛衰，虚实之所起，不可以为工矣。"（《素问·六节脏象论》）

一、古天文历法对中医阴阳学说的影响

1. 寒暑、昼夜是形成阴阳学说对立交感的基础　《灵枢·阴阳系日月》说："且夫阴阳者，有名而无形。"阴阳是从天文历法中抽象出来用以标示事物属性的一对哲学概念。如《周易·系辞》所说："一阴一阳之谓道。"孤阴不生，独阳不长，阴阳双方必须依据对方的存在而存在。所谓"阴阳者，一分为二也"（《类经·阴阳类》）。《内经》广泛用"一分为二"的阴阳对立交感的观念来解释人体的解剖、生理、病理、诊断、治则、药理等各个方面的内容。如《素问·金匮真言论》中"言人之阴阳，外为阳、内为阴，言人身之阴阳，则背为阳，腹为阴，言人之脏腑中阴阳，则脏为阴，腑为阳"等等。

2. 春夏秋冬四时是形成阴阳学说互根互用观的基础　四时阴阳阐述了阴中有阳，阳中有阴，阴阳双方不断滋生，根阴根阳，互为

利用的老少阴阳观。《素问·金匮真言论》说："阴中有阴，阳中有阳，平旦至日中，天之阳，阳中之阳也，日中至黄昏，天之阳，阳中之阴也，合夜至鸡鸣，天之阴，阴中之阴也，鸡鸣至平旦，天之阴，阴中之阳也。"《素问·四气调神大论》也说："逆春气，则少阳不生，肝气内变。逆夏气，则太阳不长，心气内洞。逆秋气，则太阴不收，肺气焦满。逆冬气，则少阴不藏，肾气独沉。夫四时阴阳者，万物之根本也，所以圣人春夏养阳，秋冬养阴，以从其根，故与万物沉浮于生长之门。"以四时阴阳配属四脏是《内经》天人合一，人副天数的具体应用。

3. 六节、六气是形成阴阳学说三阴三阳循环恒动的基础　《素问·阴阳离合论》说："三阳之离合也，太阳为开，阳明为合，少阳为枢，三经者，不得相失也，搏而勿浮，命曰一阳……三阴之离合也，太阴为开，厥阴为合，少阴为枢，三经者，不得相失也，搏而勿沉，名曰一阴。阴阳零零积传为一周。"阳消则阴长，阳杀则阴藏，一年之中，太阳、少阳、阳明、太阴、少阴、厥阴六气更迭，生生不息，循环不已。中医学的整体恒动观完全建立在这种三阴三阳的不停地消长循环的基础之上。

4. 八正、八风是形成阴阳学说中时空统一观的基础　《素问·八正神明论》说："星辰者，所以制日月之行也，八正者，所以候八风之虚邪，以时至者也。"《灵枢·九宫八风》《灵枢·岁露论》是八正、八风的时空观在中医学中的具体应用，详细阐述了"四时八风之中人"的病因、病机、病候、治则，用以说明"人与天地相参也，与日月相应也"。

二、古天文历法对中医脏象学说的影响

《内经》脏象学说是在天文历法的先验模式框架基础上构建的，经历了一个漫长的过程。正如《春秋繁露·为人者天》所言："人之形体，代天数而成。"《春秋繁露·人副天数》也说："身犹天也，

数与之相参，故命与之相连也。"天者，天文也，数者，历数也。以天文历数来式图人体脏腑，是中医脏象学说的重要特点。《灵枢·本脏》说："五脏者，所以参天地，副阴阳而连四时，化五节者也。"脏象学说为了适应不同时期、不同流派的天文历数，形成了不同的体系。其中脏象已经从脏腑抽象为一个功能系统的代名词，而不是某个具体的器官。

1. 四时脏象理论 《素问·四气调神大论》建立起了一个四时阴阳与脏象之间的对立关系和理论框架。在此基础上形成了四时阴阳与脏象之间的普遍联系，并广泛应用于解剖、生理、养生、发病、病候、诊断、治疗等各个方面。《素问·经脉别论》说："府精神明，留于四脏，气归于权衡。"四脏为肝、心、肺、肾以应春、夏、秋、冬。

八卦脏象理论是在四时脏象理论的基础上发展和完善的。此时的脾同胃、大肠、小肠构成四腑。《易传·说卦》言："乾为小肠、坤为脾、震为肝、艮为大肠、离为心、坎为肾、兑为肺、巽为胃。"《灵枢·九宫八风》中八风与脏腑的对应关系完全与《易传》相同，由此可以看出二者的渊源关系。南方名大弱风，伤心；西南方名谋风，伤脾；西方名罡风，伤肺；西北方名折风，伤小肠；北方名大罡风，伤肾；东北方名凶风，伤大肠；东方名婴儿风，伤肝；东南方名弱风，伤胃。

2. 五行脏象理论 五行脏象学说是在四时脏象学说基础上根据五行属性发展和完善的。

（1）"脾属土"说取代"心属土"说：古文经学所论的五脏与五行的配属为：脾配木、肺配火、心配土、肝配金、肾配水，仅肾配水和《内经》记载一致。把脾配属土，居中为阴中之至阴，取代心的位置，在当时的学说界，特别是社会伦理学中引起过强烈争议。最后以医学战胜伦理，奠定了五行脏象学说的基础，构建了以五脏为核心，以五行为框架，联系时间空间等不同层次的多维脏象理论和庞大的立体天人系统，成为中医学理论的核心内容之一。

（2）五脏五腑十脏脏象理论：《素问·五脏别论》说，"夫胃、大肠、小肠、三焦、膀胱，此五者，天气之所生也，其气象天，故泻而不藏，此受五脏之浊气，名曰传化之腑。"五脏与五腑的对立关系为：心配小肠，肝配三焦，脾配胃，肺配大肠、肾配膀胱。

3. 六节脏象理论　六节脏象理论是在六爻历的天文历数模型基础上构建起来的脏象学说。

（1）六脏说：《内经》对六脏的构建煞费苦心，做过多种模式。

第一：嗌六脏说。《素问·阴阳应象大论》说："惟贤人上配天以养头，下象地以养足，中傍人事以养五脏。天气通于肺，地气通于嗌，风气通于肝，雷气通于心，谷气通于脾，雨气通于肾，六经为川，肠胃为海。"此处以六气天、地、风、雷、谷、雨配六脏肺、嗌、肝、心、脾、肾，嗌似指食管而言。

第二：膻中六脏说。《素问·灵兰秘典论》说："膻中者，臣使之官，喜乐出焉。"膻中作为一脏与心、肝、脾、肺、肾构成六脏。

第三：头六脏说。《素问·诊要经终论》以六脏六腑配十二经十二月，说："五月、六月天气盛，地气交，人气在头。"把头作为一脏与其他五脏构成六脏。

第四：心胞六脏说。《灵枢·经脉》以心胞为脏与六腑十二经相配。以上种种说法都是古人为了配属六爻历的先验图式而做的努力。

（2）六腑说：六腑在《内经》中也有多种不同说法，最后才形成了公认的"六腑"——胃、大肠、小肠、三焦、膀胱、胆。

第一：奇恒之腑说。"脑、髓、骨、脉、胆、女子胞，此六者，地气之所生也，皆属于阴而象于地，故藏而不泻，名曰奇恒之腑"（《素问·五脏别论》）。

第二："脉头背腰膝骨"六腑说。《素问·脉要精微论》说："夫脉者，血之府也……头者，精明之府也……背者，胸中之府……骨者，髓之府。"

第三："魄门"六腑说。《素问·五脏别论》说："魄门亦为五脏，使水谷不得久藏。"魄门即肛门，与胃、大肠、小肠、三焦、膀胱传化之腑共同构成六腑。

第四："六器"说。《素问·六节脏象论》说："脾胃大肠小肠三焦膀胱者，仓廪之本，营之居也，名曰器，能化糟粕，转味而入出者。"把脾列为六腑之一。

第五："胆为六腑"说。《素问·六节脏象论》把奇恒之腑的胆与传化之腑合称"六腑"，六腑从此正式稳定下来。

（3）十二脏腑脏象理论。《素问·灵兰秘典论》："愿闻十二脏之相使……凡此十二官不得相失。"在六脏六腑基础上为了人副天数之十二月，形成了五脏加膻中，五腑加胆的六脏六腑，十二官脏象学说。《灵枢·经脉》则将膻中改为心包。

4. 五脏六腑十一脏脏象理论　五脏六腑十一脏是五运六气历图式人体的产物。《汉书·律历志》有："日有六甲，辰有五子，十一而天地之道毕，言终而复始。"这种"天六地五"的常数构筑了中医的"五脏六腑"脏象理论。正如《白虎通》说："人有五脏六腑，何法？法五行六合也。"

（1）"凡十一脏取决于胆"（《素问·六节脏象论》）。胆是奇恒之腑中的一腑，今取其一配属五脏五腑，使其成为"五六"之数以应"五运六气"之天地常数。由十脏变为十一脏，胆起到了关键作用，所以说"凡十一脏取决于胆"。

（2）"三焦者，中渎之腑也，水道出焉，属膀胱，孤之腑也"（《灵枢·本输》）。五脏六腑十一脏未形成对称，胆的进入，使原先五脏五腑的工整性被打破。原先与肝相配的三焦被胆所取代，三焦成为无脏相配属的孤腑。为了解决这一缺憾，从三焦的功能出发，三焦为决渎之官，主水道，与膀胱关系密切；又由于肾主膀胱，因而肾便担负起了一脏配属两腑的功能。《灵枢·本输》称此为："肾将两脏。"《灵枢·本脏》说："肾合三焦膀胱。"

三、古天文历法对中医经脉学说的影响

中医经脉理论体系的形成也是逐步由简至繁，并非一蹴而就，同样受到古天文历数的影响。陈步《论经络》论述了《内经》中有关经络的记载，有四经、五经、六经、奇经八脉、九经、十经、十一经、十二经等多种模型。其中每一种模型都是天人合一、人副天数的先验的历法框架对人体经络现象的归类和思辨。仅就经典的六经十二脉而言，它完全是建立在六爻历的六节或六气（三阴三阳）、十二月或十二支的天文历法基础之上的思辨框架。十二经脉的循行排列顺序并不是以严格的科学实验和临床实践为基础的，而是人为地与历法的天文历数相比附，因而，就产生出各种各样的流派。

由于中医学的基本理论框架来源于天文历数，因而，中医学从诊断到治疗整个理法方药无不深深烙下历法的印记。可以这样说：如果离开了天文历数，中医理论就成为无本之木、无源之水，仅仅是零散的临床实践经验的堆积而已。

第五节 《周易》对《伤寒论》的影响

《伤寒论》的"三阴三阳"思想来源于《周易》，而非《内经》。中医学的两大经典著作《内经》和《伤寒论》以其各自所研究的对象不同，分别奠定了经络针灸治疗体系和汤方辨证论治体系的基础。《伤寒论》所创立的汤方论治体系，由于文献资料的散佚和后世医家的妄解，把《内经》经络观念强加于《伤寒论》，从而混淆了经络辨证和汤方辨证的界限，形成了以经解病的混乱局面。

一、《周易》的两个哲学原理

"一分为二"与"一分为三"是两个哲学命题，讨论的不是一个范畴的内容。"一分为三"《周易》称之为"三极之道"，是对时空的划分，是宇宙的生成论，研究的是事物的空间结构和时间秩序；"一分为二"《周易》称之为"一阴一阳之为道"，是事物的属性论，是阴阳的对立统一。既不能把阴阳学说中的阴阳平衡作为"一分为三"的立论依据，也不能把事物的空间结构和时间过程用"一分为二"的观点进行分割，二者不能混淆。"三阴三阳"是"一分为二"即"一阴一阳之为道"和"一分为三"即"三极之道"的有机结合，是"兼三才而两之"的结果，是中医的时、位、性三位一体的完美统一。"三阴三阳"是中医的时位观和属性论，是《周易》的"六爻之动，三极之道"在中医领域的继承和发展。说什么"一分为三"是对阴阳学说"一分为二"的补充和完善，是矛盾的统一，是阴阳的平衡，是物质存在的第三态……这种把"一分为三"纳入阴阳学说的观点是错误的。《周易·系辞上》说："变化者，进退之象，刚柔者，昼夜之象，六爻者，三极之道也。"有了时间、空间、属性，运动着的物质就形成了宇宙间的万事万象。这一思想在《老子·四十二章》也有论述："道生一，一生二，二生三，三生万物，万物负阴而抱阳，冲气以为和。"它不仅指出了万物的三极结构层次的划分，也指出了三极之中各有阴阳二性的对立统一思想和阴阳属性上的区别。结构是功能之本，无结构也就无所谓功能。

《内经》的经络针灸治疗体系和《伤寒论》的汤方辨证论治体系都是在"三阴三阳"理论指导下构建起来的。

二、《伤寒论》的指导思想源于《周易》而非《内经》

1. 《周易》的"一分为二"阴阳属性论是《伤寒论》的辨证分型总纲 《周易·序》曰"易有太极，是生两仪，太极者，道也，

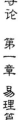

两仪者，阴阳也。"这种一分为二、阴阳对立统一的法则是宇宙间的普遍法则。所谓："散之在理则有万殊，统之在道则无二致。"把这种阴阳属性论最先引入辨证论治过程的是《伤寒论》。如第7条云："病有发热恶寒者，发于阳也；无热恶寒者，发于阴也。"这样就变哲学抽象的阴阳为医学辨证的阴阳。

2. 《周易》的"一分为三"的三极结构论是《伤寒论》辨证定位的基础　《周易·系辞上传》云："六爻之动，三极之道也。"又云："兼三才而两之，故六。六者非它也，三才之道也。"三极上、中、下，三才天、地、人，是《周易》结构层次的宇宙观和生成论。离开了三极结构，阴阳将无有依托，不复存在。《伤寒论》把三极思想引入辨证论治后，即形成了"三部"的概念，如148条："……必有表，复有里也，……此为半在里半在外也。"

3. 《周易》的"三极六爻"思想是《伤寒论》"三部六病"的渊源　《周易·说卦传》："立天之道，曰阴与阳；立地之道，曰柔与刚；立人之道，曰仁与义，兼三才而两之，故易六划而成卦；分阴分阳迭用柔刚，故易六位而成章。"六爻是卦的基本单位，是结构和功能的高度统一。《伤寒论》把"三极六爻"思想引入辨证后，就形成了"三部六病"的辨证方法。三部：表、里、半表半里；六病：太阳病、厥阴病、阳明病、太阴病、少阳病、少阴病。"一阴一阳之为道"，三部之中各有阴阳二性，兼三部而两之，故成六病。

4. 《内经》十二经脉和《伤寒论》的六病内容上完全不同　《灵枢·经脉篇》对手足十二经脉的起止循行及命名作了详细的叙述，并配有脏腑之属。《素问·血气形志篇》又对手足十二经脉表里关系作了进一步论述，这样就形成了十二经脉的框架结构。

《伤寒论》六病在命名上虽与《内经》十二经脉名称相同，但内涵殊异，不属一个概念范畴。六病取法于《素问·阴阳离合论》之"三阳之离合也，太阳为开，阳明为合，少阳为枢……三阴之离合也，太阴为开，厥阴为合，少阴为枢"的阴阳论述，表部一阴一阳，太阳主开，厥阴主合；里部一阴一阳，阳明主合，太阴主开；半表半里部一阴一阳，少阳主二阳之枢，少阴主二阴之枢。阳（天阳之清气）始于外而终于内，所以表阳（太阳）为三阳之初，主开；里阳（阳明）为三阳之终，主合。阴（地阴之水谷精微）起于里而达于表，故里阴（太阴）为三阴之始，主开；表阴（厥阴）为三阴之末，主合。半表半里居中，横跨表里二部，故少阴、少阳为表里之枢。三部阴阳开阖失常，故而出现太阳病、少阳病、阳明病、太阴病、少阴病、厥阴病，可见《伤寒论》开创的汤方辨证论治体系即为"三部六病"。

5. 十二经脉与"三部六病"的联系 十二经脉是机体的重要组成部分，联络内外，其循行有固定的路线。经脉之阴阳是用以说明人体组织结构的属性，在表在外属阳，在里在内属阴，由络属脏腑之不同及循行部位的区别而决定。十二经脉发生病变其表现往往呈线型分布，或表现于所络属的脏腑。在诊断上为循经辨证，治疗上为随经取穴，迎随补泻。

三部是对机体结构层次的划分，是以系统分布的；而六病则是三部之中所发生的病理性反应，其表现是全身的，其定位在三部之中，是划分症候类型的归类方法。六病的阴阳用以说明疾病的属性、病时、病位，诊断上着眼于整体脉证，治疗上以方药学为基础，施以汗、吐、下、和、温、清、补、消等法。

经脉在六病中只作为生理、病理等的参与者，而不是病邪所在，经脉病证与六病有时也相互影响，如《伤寒论》中第24条："太阳病，初服桂枝汤，反烦不解者，先刺风池、风府，却与桂枝汤则愈。"此即为经脉病变影响到六病。第143条："妇人中风……此为热入血室也。当刺期门，随其实而取之。"这是六病影响了经脉功能而出现的经脉病证。经脉是病邪传变的重要渠道，但不是唯一的渠道，如第124条"以太阳随经、瘀热在里故也"，需要明确的是，六病的传变不是按六经的传变次序进行，而是受诸多因素的影响，如

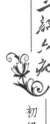
正邪双方力量对比，正治与误治，治疗的及时与否等。另外，六病与同名之六经没有任何关系，是两组本质完全不同的概念，六经指导针灸治疗，六病指导汤方治疗。

三、《伤寒论》"三部六病" 在辨证论治中的具体运用

1. 对人体三部的系统划分　人体是一个有机整体，它由三个相互联系、协调统一，并在结构上和功能上相对独立的子系统组成。机体的生存在于新陈代谢，包括在体外代谢、体内代谢。体外代谢有气体与饮食物，体内代谢为血液。人体为了适应并完成这三大代谢，保证生命的延续，机体分别以空气、饮食物、血液为三个"目的点"，围绕三点把互相关联的组织器官联结成互为因果的三个"目的环"，从而在结构和功能上形成了三个部系，即三部。

（1）表部系统：凡是和空气直接接触并完成气体交换的部位都属于表。《内经》曰："肺与皮毛相表里。"故体表和肺均属表部的范畴。

（2）里部系统：凡与饮食物接触并行消化、吸收、排泄的部位都属里，即《伤寒论》所称之"胃家"。

（3）半表半里系统：介于表里之间的部位，即为半表半里，实则是与气血接触的部位，包括整个循环系统和中枢神经系统。

三部在结构和功能上虽然都有其独立性，然而又都相互关联，每一部都不能离开整体而单独存在。表部与空气接触，纳清吐浊，完成气体交换；里部与饮食物接触，运化水谷，完成营养物质的吸收和糟粕的排泄；由表部摄取的天阳之清气和里部摄取的水谷精微，在体内通过一系列的生化过程形成血液。血液的循环，沟通了表里，形成了半表半里系统，初步达成了机体的完整和统一。

2. 对疾病反应性的六病归类　依据对立统一法则，正邪相争发生病变，把正胜于邪的实热、亢奋、进行性的疾病反应归于阳性病，把邪盛正衰的虚寒、抑制、退行性的疾病反应归于阴性病。《伤寒

论》将其命名为：表部的太阳病、厥阴病，里部的阳明病、太阴病，半表半里的少阳病、少阴病。

3. 六病提纲及其证治

（1）太阳病 历代医家注解《伤寒论》都以第1条为提纲，但是从太阳病的病性来看，概述不全，应予以补充，太阳病为表部之阳性病，其本质有实有热，参第7条："病有发热恶寒者，发于阳也；无热恶寒者，发于阴也。"故太阳病应有发热，且以"恶寒发热"为特征，因表部以自汗为虚，无汗为实，且结合第31条看，当有"无汗"；又因"肺与皮毛相表里""温邪上受，首先犯肺"，所以肺部咳喘之症当列入主证为妥，但因咳喘未必人人皆见，故冠以"或"字。这样太阳病的提纲当为："太阳之为病，头项强痛，发热恶寒，无汗，脉浮，或咳喘。"

太阳病之治，辛凉解表。过去以麻黄汤、桂枝汤为其主方，但是以热治热，犹抱薪救火。通过多年实践证明，应以葛根合麻杏石甘汤为主方，命名为"葛根麻黄汤"。

（2）厥阴病 素以第326条为提纲，从原文看，"消渴气上撞心，心中疼热，饥而不欲食，食则吐蛔，下之利不止"，均属里部病候。第337条："凡厥者，阴阳气不相顺接便为厥，厥者手足逆冷是也。"第351条："手足厥寒，脉细欲绝者，当归四逆汤主之。"纵观此篇，唯此两条为厥阴病的病理和证治，厥阴病为表部阴性病，其伴随手足逆冷而来的当有恶寒、肢节痹痛等症候，故厥阴病的提纲当为："厥阴之为病，手足逆冷，脉细，恶寒，肢节痹痛。"治当温通血脉，方选当归四逆汤。当归主补、桂枝主温，共为主药，故命名为"当归桂枝汤"。

（3）阳明病 第180条："阳明之为病，胃家实是也。"胃家系指整个胃肠道，即"大肠小肠皆属于胃"。参第208条、第212条及第215条可知，阳明胃家实当伴有"发潮热""自汗出""大便难"，故此三症当补入提纲内，其治当泻热除实，方选大承气汤。方中大

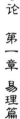

黄苦寒可泻热，芒硝软坚可祛实，共为主药，名之为"大黄芒硝汤"。

（4）太阴病　里部之病，"实则阳明，虚则太阴"。故胃肠虚寒则呈现一系列受纳、消化、吸收功能低下的表现，故依第273条，当概之为："腹满，或吐，或利，时腹自痛。"第277条曰："自利不渴者，属太阴，以其脏有寒故也，当温之，宜服四逆辈。"故治当温胃健中，方选《金匮》甘姜苓术汤，且以苍术易白术，名为"苍术干姜汤"。

（5）少阳病　原为"少阳之为病，口苦、咽干、目眩也"。因少阳病属半表半里之实热证，其重心在心胸；又发热为少阳所必有，且多以往来寒热为特征，小便亦当黄赤；又据第77条"烦热、胸中窒"等症，故当对原提纲补以"胸满热烦，发热或往来寒热，小便黄赤"。治用黄芩汤，加柴胡，名为"黄芩柴胡汤"。

（6）少阴病　原第281条云："少阴之为病，脉微细，但欲寐也。"少阴病属半表半里虚寒证，据第77条"心动悸"补出其气虚见症；依第304条之"背恶寒"补出其阳虚之常见症；据临证所见，还当有"短气"。所以原纲领证当充实为"心动悸，背恶寒，短气，或脉微细"。证以心阳虚为主，治当强心回阳，方选附子汤，名为"附子人参汤"。

第六节　释名

一、周和无极

周即周普、环周。无极即"环道""周天"，如⊙。《系辞上》

曰："知周乎万物而道济天下……范围天地之化而不过，曲成万物而不遗，通乎昼夜之道而知，故神无方而易无体。"易在天地之先，而又存乎天地之间，无极即道，"无极"而非无物。故《系辞上》说："精气为物，游魂为变。"

二、易

甲骨文写作""或""。黄振华在《论日出为易》（《哲学论文集》第三辑，1968 年 11 月台湾商务印书馆）中认为：易是一个象形字，第一象征日出或日落。第二象征昼夜的变换、更替。《说卦传》说："易者，象也。"易是一个时间象形指意字，中间的一弧线包含了昼夜的合一和统一，即一日、一极、太极、太乙的意思。故《系辞上》说："易有太极。"《管子·乘马》也说："日夜之易，阴阳之化也"。昼夜的变化莫过于日月的更替，所以《系辞上》说"悬象著明莫大乎日月"，《系辞下》说："日月之道，贞明者也，天下之动，贞夫一者也……爻也者，效此者也。"这样，昼夜——易——明——阴阳的演化就明晰了。

易的变化、推演之意，应用于历法就有了"占"的含义。《系辞上》说："生生之为易……极数知来之谓占。"占筮之举称易，占筮之书亦称易。

三、"易道"和"老庄之道"

易道讲的是"阴阳之道"，即"一阴一阳之谓道"。是认识论和方法论。老庄之道是"自然之道"，即"三极之道"。是时空观和本源说。二者统一于"万物负阴而抱阳，冲气以为和"的"三极六爻"的六十四卦的变化之中。

71

三部六病导论　第一章　易理篇

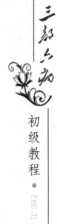

第二章　生理篇

《素问·六节脏象论》说："天之度，气之数，天度者，所以制日月之行也，气数者，所以纪化生之用也。"《素问·上古天真论》说："上古之人，其知道者，法于阴阳，和于术数。"中医学把河洛象数作为医学的基本原理。

72

第一节　人体生命的形式

《管子·内业篇》说："人之生也，天出其精，地出其形，合此为人。"《素问·宝命全形论》说："夫人生于地，悬命于天，天地合气，命之曰人。"人是宇宙进化的产物，是地球上最高形式的生命体，是万物之灵，所以人与天、地并曰三才。《素问·六节脏象论》说："生之本，本于阴阳……其气三，三而成天，三而成地，三而成人。"

一、三位一体的生命

佛教称佛、法、僧三宝，基督教认为神父、神子、圣灵三位一体。中医认为：精、气、神为人之三宝。人的生命中有三种生命形式存在——体生命、魂生命、灵生命。《系辞上》说："精气为物，游魂为变，是故知鬼神之情状。"

1. 体生命，又叫植物生命 来源于泥土，复归于泥土。其特征为不知不觉，自然生长。我国有女娲用泥土造人的传说。《圣经》中也有上帝用泥土造人的记载，折射出人的生命当中有出于泥土的植物生命的存在，这就是体生命。

体生命如同一倒置的植物，头颈部即植物的根颈，头发如同根须，口鼻是植物最原始的摄取养分的通道。人的躯干相当于植物的干，四肢如同植物的枝，手足则是植物的叶。有些植物具有人形特征，如人参、何首乌等，植物人是植物生命的体现。

2. 魂生命，也叫动物生命 动物生命与植物生命的区别在于神经系统的感知和运动。头颈从泥土中解放出来之后，扩大了动物生命的活动空间，动物生命的特征为：趋利避害。人脑是魂生命的载体，一切情欲皆出于脑，魂生命的活动必须依附于体生命，离开了体生命，魂生命也就失去物质基础。

3. 灵生命，也叫人的生命 人为万物之灵，独立于天地之间。灵生命的特征是明辨是非，具有良知良能。灵生命存在于人的"心"中，故又称"心灵""良心"，广义曰"神明"。《系辞下》说，"以通神明之德"，"神而明之存乎人"，即此意。《素问·元纪大论》说："阴阳者，神明之府也。"《素问·六节脏象论》说："心者，生之体，神之变也。"《灵枢·本神篇》也说："神气舍心。"

佛家所说的"明心见性，即心即佛"，就是指灵生命而言。道家所说的"道心微微"，也即如此。灵生命因信而存在，为义而圆满。《系辞上》说："默而成之，不言而信，存乎德行。"

二、生命要素

1. 生态的自组性 《系辞下》说"男女媾精，万物化生"，《系辞上》也说"乾道成男，坤道成女"。人体从一个受精卵开始发育，

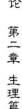

到十月怀胎，呱呱落地，这一从整体状态演变为各个元素的独立状态，由原始的统一状态，逐渐分化为彼此独立的因果链，这一过程叫作渐进分异。渐进分异导致系统结构的分化，同时也使系统向复杂的方向发展。这种发展由机体内部的预决性所决定，即来自父母精子和卵子中的遗传密码所决定。这个潜生的过程，即人体生态的自组性。

潘雨廷先生认为：DNA 作为遗传物质，是基因的化学成分，DNA 分子是由两条多核苷酸链互相缠绕所形成的双螺旋结构。两条长链是依靠碱基间的氢键互补配对，即 A—T、G—C 成为 A＝T、G≡C、T＝A、C≡G 四种组合形式。在遗传密码中，氢键数分为 6、7、8、9 四种不同的类别。其中 9 者 8 种，8 者 24 种，7 者 24 种，6 者 8 种，共计 64 种。6、7、8、9 分别为大衍筮术中三变之数。RNA 分子的碱基有 U、A、G、C 四种，其中由三个相邻的碱基便可决定一个蛋白质的氨基酸，这样就产生了 $4^3＝64$ 种组合方式，为蛋白质构成的 20 种氨基酸提供了数理基础。

2. 组织的层次性　现代物理学认为：基本粒子的结构是由夸克组成，六种夸克组成强子，强子之间的作用是通过交换规范场即胶子场来实现的。胶子场有八种胶子，即八重态。这与"三极之道，六爻之动"的六爻八卦的宇宙结构层次生成模式是完全一致的。另外，原子的电子层同样是这一规律的"耦合"。

人体从单个细胞，逐渐形成双胚层、三胚层，从细胞到组织，从组织到器官，从器官到系统，最后形成三个层次、八个系统的有机整体，整个过程执行着严密的等级秩序，即组织的层次性。

3. 结构的功能性　结构反映了机体各要素在空间的秩序，功能反映了机体各要素在时间中的秩序，即过程流。结构和功能是不可分的，归根到底是一回事。在生物界里结构就是过程流的表现，任何事物都是在空间和时间上的秩序，是科学的统一。

河洛二象性则反映了这一特性的时空规律，组成机体的各元素按河图的外静内动先天生成方式形成了机体静态结构，即框架（骨骼、肌肉、皮肤、神经、结缔组织、血管），按洛书的外动而内静的后天运行方式形成了机体的动态物质，即气血（体液、神经传导），一定的结构产生一定的功能，结构和动能是不可分割的统一体，是河洛二象性的统一。

4. 动态的平衡性　法国大医学家伯尔纳说："所有生命机制尽管多种多样，但是只有一个目的，就是保持内环境的稳定。"机体的功能就是人体所表现的各种生命现象。构成机体的最基本结构和功能单位是细胞，而细胞直接生存于细胞外液中，而后通过细胞外液再与外环境发生物质交换。由此，细胞外液称为机体的内环境。细胞的生存对内环境条件的要求很严格，内环境各项理化因素的相对稳定性乃是高等动物存在的必要条件。然而这种稳定不是静止的，而是由各种物质在不断转换中达到相对平衡状态。这种平衡状态称为"稳态"。《内经》说："阴平阳秘，精神乃治。"这种稳态的保持需要神经—体液系统的不断调节。贝特朗菲认为：动态是系统保持静态的前提。机体的物质、能量、信息的存在状态在系统中表现为相对的稳态，稳态不是静止，这就是《周易》中所强调的动静互补。

5. 气血的统一性　机体的整体性表现在气血上，通过气血的循环，达成机体的统一。气为血帅，血为气母，气血异名而同类。气的载体为神经，血的载体为血管，气血的统一性表现在经络上，经络是神经和血管的中间环节和中间状态。经络具有运行气血、联络周身的作用。经络有手足十二经和奇经八脉，是机体的信息通道和网络体系，其生成规律遵循"三极六爻"和"四极八卦"的宇宙模式，同时也是机体整体性——环道的物质基础。经络中运行的物质叫"经气"，是一种非气非血，既气且血的中间产物和中介体。气血合二为一即"经气"，经气一分为二即气血，如天之昼夜，太极之阴阳。

近来由上海复旦大学等单位联合组成的多学科课题组，从经络能被人们检查到的唯一窗口——穴位入手，利用磁共振成像造影、

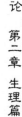

解剖、X射线计算机扫描等现代化的科学手段，对经络的物质基础及功能特征进行探索研究，证明经络穴位的形态学位置存在于以结缔组织为基础，连带其中的血管、神经丛和淋巴管等交织而成的复杂体系之中，形成具有综合复杂生理功能的某种生理结构，初步发现结缔组织中呈液晶态结构的胶原纤维，具有一个高效率传输红外光的特征波段，这预示着人体内部可能存在一个生物光子系统，在生命信息、能量的传输交换等生理活动中起着极其重要的作用。这一发现进一步表明：机体的整体性表现在气血上，通过气的循环达成机体的统一，经络是建立在气血基础上的统一体。

6. 形神的一致性　《丹溪心法》说："有诸内，必形诸外。"《荀子·天论》也说："形具则神生，好恶、喜怒、哀乐藏焉。"张景岳说："形者，神之体，神者，形之用，无神则形不可活，无形则神无以生。"形和神是不可分割的统一体。"生之来谓之精，两精相搏谓之神。"精和神同生同根，形与神通过"心"整合为一体，在生理上和心理上达到高度有序、协调和谐。

形与神的关系如同物与候的关系，物候学是形神的基础，形神是统一的，神是现象，形是本质。

7. 天人的合一性　《素问·宝命全形论》说："天覆地载，万物悉备，莫贵于人，人以天地之气生，四时之法成。"人是天地变化的产物，人是宇宙的微缩体和全息胚。天人之道相通，人立于天地之间，与自然界息息相关，人体的各种活动必须与天地变化同步协调，天地的变化时时刻刻影响着人体的各种功能。一年四季，春生夏长秋收冬藏，季节气候与人体的生理病理密切相关。晨昏昼夜对人体也有影响，地区方域同样也与人体的生长发育病理相关。故《内经·气交变大论》说："善言天者，必应于人。"《周易》把天、地、人并称为三才，把人与整个宇宙作为统一体来看待，而不是独立存在的个体。

8. 意志的主导性　《荀子》说："志者，气之帅。"强调了人的主观能动性，意识的反作用即意志的主导性。刘河间说："神能御其形。"张景岳说："虽神由精气所生，然所以统摄精气而为运之主者，则又在吾人心之神。"突出了意志对形体机能的主导作用，强调意识活动的反作用和驭统身体的主动性和主导性。只有人才有真正的内心世界，心理活动和意识作为社会现象则是人所独有的特征。黑格尔说："人的意识不仅能反映客观世界，而且能创造客观世界。"自然界在人的活动所及的范围内，都打上了人们"意志的印记"。意志不仅影响人体本身，也影响着整个世界，自然界日益被"人化"了。

第二节　人体结构的划分

　　人体是一个小宇宙，构成它的两类物质，一类是动态性的气血，周流不息，弥散周身，外动而内静，为用中有体，达成了机体的整体性和统一性。另一类物质是静态性的框架，相对恒定，功能专一，外静而内动，为体中有用，形成了机体的局限性和特殊性。这两类物质动静相依，体用互补，如河洛二象，共同维系着人体的生命运动和生理功能。

　　气血和框架在相互融合和不断分化的过程中，逐渐形成了机体赖以生存的既相互独立、又相互联结的三个系统——表部、里部、枢部。表部接纳天之阳气，里部受纳水谷之地气，枢部合二为一，化天地之精微，生成人之血气。这样就完成了一生二，二生三的机体生长发育过程。

一、机体整体的动态功能性

　　机体在自然界中是一个具有无穷无尽联系的结合体，也是一个

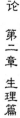

三部六病导论　第二章　生理篇

纵横交错、多层次，有本质和现象、局部与整体、内容与形式等等罗网式的客体，其中每一部分都与整体密切相关，不能分割。列宁说："身体的各部分，只有在其联系中才是它们本来的那样，脱离身体的手，只是名誉上的手，机体只有联系在一起，才具有活生生的意义。"整体是由部分构成的，但它不是各个部分机械的综合，整体一旦形成就产生了整体的性质，而整体的特性体现了质的飞跃，绝非组成它的各个部分的特性相加，这种性质就是整体性。由于整体性的存在，使机体的一切活动统帅到高度意识的指挥下，受到中枢神经系统支配调节。机体的整体性表现在气血上，通过气血的循行，达成机体的统一。

1. 血为体之帅，生化之源，功能之本　身体是植物生命的载体，细胞是体生命的基本单元，细胞的一切生命活动都是在体液中进行的。体液约占体重的60%，其中2/3分布在细胞内，称为细胞内液，1/3分布在细胞外，称为细胞外液。原生质是构成细胞的基本物质，是由水、蛋白质、核酸、碳水化合物、脂类、维生素、酶等无机或有机化合物组成的胶体系统，其中水占细胞成分的80%左右。细胞外液由细胞间液、血浆和小部分穿细胞液组成。细胞间液约占体重的15%，血浆占体重的5%，穿细胞液包括脑脊液和胸膜腔、腹膜腔、滑膜腔的液体，眼内液体，胃肠道的分泌液等，约占体重的2%。细胞内液是大部分生物化学反应进行的场所，而浸浴着细胞表面的细胞外液则是细胞摄取所需物质和排出代谢产物所必经的运输通道。因为细胞外液是细胞赖以生存的内环境。血浆与细胞间液的物质交换主要通过毛细血管壁来完成，细胞间液与细胞内液之间的物质交换经过细胞膜来完成。

（1）津液的功能与代谢。《灵枢·五癃津液别》说："津液各走其道，故三焦出气，以温肌肉、充皮肤，为其津，其流而不行者为液。"由以上论述可以看出，津指体液中的"结合水"，与所结合的无机或有机物质共同起到滋养、支撑、缓冲、保护等功能。液主要是体液中的"自由水"，起承载、转输、调节体温、润滑等功能。津主要分布在机体各组织腔和黏膜腔。津液往往是相随而行，互相转化，不能决然分开。

细胞间液又称为组织液，存在于组织、细胞间隙内。绝大部分呈胶冻状，不能自由流动。细胞间液是血浆滤过毛细血管壁而形成的，流经毛细血管的血浆约0.5%在毛细血管动脉端以滤过方式进入组织间隙，其中约90%在静脉端被重吸收回血液，其余约10%进入毛细淋巴管或淋巴液。全身的淋巴液经淋巴管收集，最后由淋巴导管和胸导管导入静脉，每天生成的淋巴液总量约为2～4L，大致相当于全身血浆总量。淋巴液主要将组织液中的蛋白质分子带回到血液中，并且能清除组织液中不能被毛细血管重吸收的较大的分子以及组织液中的红细胞和细菌等。小肠绒毛的毛细淋巴管对营养物质特别是脂肪吸收起重要作用，由肠道吸收的脂肪约80%～90%是经过这一途径被输送入血液的，淋巴液回流在组织液生成和重吸收的平衡中起着一定的作用。穿细胞液、淋巴液主要具备津的功能，而组织液则是液的功能。《灵枢·痈疽》说"津液和调，变化而赤为血"，说明津、液、血同源。

（2）精的功能与代谢。中医之精分先天之精与后天之精。先天之精即生殖之精。如《上古天真论》所言"天癸至，精气溢泻……天癸竭，精少"。后天之精，主要指调节人体生长、发育及各种生理功能活动的"五脏之精"。如《素问·上古天真论》所说："肾者主水，受五脏六腑之精而藏之。"精是调节人体各种代谢和机能的物质，多为激素类或类激素（如微量元素等），分布于全身各个组织器官之中，包括整个内分泌系统，通过血液来发挥作用。

内分泌的信息传递是化学信号，依靠激素在细胞与细胞之间进行信息传递，不论哪种激素，它只能对靶组织的生理生化过程起加强或减弱作用，调节其功能活动。例如生长素促进生长发育，甲状腺激素增强代谢过程，胰岛素降低血糖等。在这些作用中，激素既不能添加成分，也不能提供能量，仅仅起着"信使"的作用，将生物信息传递给组织，发挥增强或减弱靶细胞内原有的生理生化过程的作用。激素与受体结合后，在细胞内发生一系列酶促放大作用，一个接一个逐级放大效果，形成一个效能极高的生物放大系统。据估计，一个分子的胰高血糖素使一个分子的腺苷酸环化酶激活后，通过 CAMP——蛋白激酶，可激活一万个分子的磷酸化酶。另外，一个分子的促甲状腺激素释放激素，可使腺垂体释放十万个分子的促甲状腺激素。激素作用的机制按其化学性质分为两类，第一类含氮激素的作用机制——第二信使学说，第二类固醇激素作用机制——基因表达学说。

人体主要的内分泌腺有垂体、甲状腺、甲状旁腺、肾上腺、胰岛、性腺、松果体和胸腺以及散在于组织器官中的内分泌细胞，如消化道黏膜、心、肾、肺、皮肤、胎盘以及下丘脑兼有内分泌的神经细胞等。由内分泌腺及内分泌细胞分泌的高效能的生物活性物质称为激素，经组织液或血液传递激素调节机体的各种功能活动，维持内环境相对平衡。

（3）血液的功能及代谢。血液由血浆和血细胞组成，血浆中含有80%的水、8%的蛋白质和2%的低分子物质。低分子物质包括电解质和小分子有机物如代谢产物和某些激素等。血浆中电解质含量与组织液基本相同，主要区别在于血浆蛋白的浓度。血浆的主要功能是营养、运输、缓冲酸碱平衡、参与机体免疫和凝血抗凝血机制、形成胶体渗透压。血细胞包括红细胞、白细胞、血小板三类，它们均起源于造血干细胞。红细胞主要携氧并消耗葡萄糖，产生能量（ATP）以供细胞膜上 Na^+ 泵的活动。白细胞是一类有核的血细胞，分为粒细胞、单核细胞和淋巴细胞。粒细胞主要形成非特异性免疫和特异性免疫，淋巴细胞分 T 细胞和 B 细胞，形成体液免疫和细胞免疫。血小板对机体的止血功能极为重要。

《内经·营卫生会》说："人受气于五谷，谷入于胃，以传于肺，五脏六腑皆以受气，其清者为营，浊者为卫，营在脉中，卫在脉外，营周不休。"《营卫篇》也说："营气之道，纳谷为宝，谷入于胃，乃传之肺，流溢于中，布散于外，精气者，行于经隧，常营不已，终而复始。"血液是流行于血管内，由心脏推动不断循环的流体组织，它是体液的重要组成部分，是动物进化的产物。《素问·经脉别论》说："食气入胃，浊气归心，淫精于脉，脉气流经，经气归于肺，肺朝百脉，输精于皮毛，毛脉合精，行气于府，府精神明，留于四脏，气归于权衡。"血液在心脏和血管组成的循环系统中按一定的方向流动，周而复始，主要完成体内的物质运输，使机体新陈代谢不断进行。血液不足一分钟就在体内循环一周，体内各分泌腺分泌的激素，或其他体液因素，通过血液运输，作用于相应的靶细胞，实现机体的体液调节，机体内环境理化特性相对稳定的维持和血液防卫功能的实现也都有赖于血液的不断流动。《内经·五脏生成篇》说："肝受血而能视，足受血而能步，掌受血而能握，指受血而能摄。"血液在体内周而复始的循环，所到脏腑组织器官的不同，所表现的功能各异。血是机体无处不到、周流不息的整体性物质，是机体各种功能活动的物质基础，故曰：血为体之帅，生化之源，功能之本。

2. 气为血之帅，气化之源，性情之根　气是机体的生物电系统，是人体生命活动的基本形态和动力来源。气的本质就是电，是能量的一种存在形式，主要由神经系统来完成，同时也包括细胞膜上的生物电。它是人体敏感性最强、传导速度最快的调节系统。气为血之帅，血为气之母，气的物质基础是血，血的生成运行又依赖气的推动。

人体各器官、系统的功能都直接或间接处于神经系统的调节控制之下，神经系统是整体内起主导作用的调节系统。神经元是神经系统的结构与功能单位。神经传导是依靠局部电流来完成的，冲动传导具有双向性和相对不疲劳性。神经纤维分为自主神经、传入神

经、传出神经三类。神经突触传递功能有兴奋性和抑制性两种，神经的传导除了电信号传导外，更多是由神经物质进行信息传导。这种生物电传导和化学物质的传导并存现象，即传统意义上的"气血同源""血为气母"。

神经对所支配的组织能发挥两方面的作用：一是改变组织的功能活动，即功能性作用，中医称之为气的气化功能；二是持续地调节被支配组织的内在代谢活动，影响其持久性结构、生化和生理的变化，称为营养性作用，中医称为气的温煦功能。《难经·二十三难》说："气主煦之。"《素问·刺志论》也说："气实者，热也，气虚者，寒也。"体现了"气为血帅""气行则血行"的原理。

（1）细胞的生物电现象及其产生机制

动作电位或锋电位的产生是细胞兴奋的标志，它只在刺激满足一定条件或在特定条件下刺激强度达到阈值时才能产生。单一神经或肌细胞动作电位产生的一个特点是：只要刺激达到了阈程度，再增加刺激强度并不能使动作电位的幅度有所增大，也就是说锋电位可能因刺激过弱而不出现，但在刺激达到阈值以后，它就始终保持它某种固有的大小和波形。此外，动作电位不是只出现在受刺激的局部，它在受刺激部位产生后，还可沿着细胞膜向周围传播，而且传播的范围和距离并不因原始刺激的强弱而有所不同，直至整个细胞的膜依次兴奋并产生一次同样大小和形式的动作电位，这种在同一细胞上动作电位的大小不随刺激强度和传导距离而改变的现象称作"全或无"现象。

细胞内外 K^+ 的不均衡分布和安静状态下细胞膜主要对 K^+ 有通透性，可能是使细胞保持内负外正的极化状态的基础。细胞每兴奋一次或产生一次动作电位，总有一部分 Na^+ 在去极时进入膜内，一部分 K^+ 复极时逸出膜外，但由于各离子移动受到该离子的平衡电位的限制，它们的实际进出量是很少的，而只要这种不平衡离子分布还能维持，静息电位新的兴奋就可能产生。细胞膜两侧 K^+、Na^+ 的不均衡分布，主要是钠泵蛋白质消耗代谢能建立起来的，而由此形成的势能贮备却可供细胞多次兴奋而不需当时耗氧供能。

（2）气机运动。气的运动称气机。中医把它分为升、降、出、入四种基本运动形式。升、降、出、入是对立统一的矛盾运动，是运动之间的协调平衡。《素问·六微旨大论》说："故非出入，则无以生长壮老已，非升降则无以生长化收藏，是以升降出入，无器不有，故器者，生化之宇，器散则分之，生化息矣。"

神经元依其在反射弧中所处的地位的不同，区分为传入神经元、中间神经元、传出神经元。神经元之间的相互联系即运动，分为辐散原则和聚合原则。传入神经与其他神经元发出突触联系中主要表现为辐散原则，传出神经元接收到不同轴突来源的突触联系，主要表现为聚合原则。中间神经元之间的联系形式则多种多样，有的形成链锁状，有的呈环状，兴奋冲动通过环状联系，在时间上加强了作用的持久性，另一方面可能由于回返的抑制反馈，在时间上使活动即时即地。前者为正反馈，而后者是负反馈。

自主神经系统又称植物神经系统，分为交感、副交感神经。其功能在于调节心肌、平滑肌和腺体的活动，除少数器官外，一般组织器官都接受交感和副交感神经的双重支配，具有拮抗性质。如对心脏，迷走神经具有抑制作用，而交感神经有兴奋作用；对于小肠平滑肌，迷走神经具有增强其运动的作用，而交感神经却具有抑制作用，这种拮抗性质使神经系统能够从正、反两个方面调节内脏活动。拮抗作用的对立统一是神经系统对内脏活动调节的特点，交感与副交感在神经中枢的活动是对立的，即交感神经活动相对加强时，副交感神经活动就处于相对减弱的地位，而在外周的作用却表现为协调一致。

自主神经对效应器的支配一般具有持久的紧张作用。交感神经系统的活动一般比较广泛，常以整个系统参与反应，副交感神经系统的活动不如交感神经系统的活动那样广泛，而是比较局限的，其

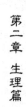

整个系统的活动主要在于保护机体、休整恢复、促进消化、积蓄能量以及加强排泄和生殖功能等方面。

（3）情绪的发生和发展。情绪是人对客观事物是否符合自身的需要而产生的态度的体验。是个体对事物的好恶倾向。情绪是一种与躯体功能联系最为密切的心理过程，也是一种心理状态。人的各种心理活动都是在一定的情绪背景下进行的，因而情绪也能直接影响人的一切行为活动，包括认知和意志活动过程，当然，后者反过来也影响情感过程。

孔子说，"天命之谓性"，"弗学而能"。《孟子》也说："食色，性也。"性是人的一种本能。《七部要语》说"人之禀气，必有情性"，又说"情出于性""欲由于情"。荀子也说"人生而有欲""欲不待而得，所受于天"，"欲者，情之应也"。欲就是欲望，情即好恶、喜怒、哀乐。情欲是人最基本的精神活动形式。

情绪与个体的需要或目的是分不开的。情绪取决于需要的满足与否，需要得到满足产生肯定的情绪，需要得不到满足产生否定的情绪。情绪可分为原始情绪、与感觉有关的情绪和与自我评价有关的情绪。原始情绪可概括为喜、怒、惧、悲。喜是个体在盼望的目的达到以后紧张状态随之解除的情绪，怒属于目的不能达到或一再受阻后产生或积累起来的机体紧张状态。悲哀来自于失去，这种失去与个体的追求有关。恐惧则与摆脱、逃避某动机有关。与感觉有关的情绪分为：疼痛的情绪如痛苦、厌恶（看到不顺眼的人和事）、愉快（如触摸宠物、异性时等）。与自我评价有关的情绪包括失败和成功的情绪、骄傲和耻辱、罪过和悔恨、爱和憎等与社会因素有关的高级情感。

情绪包括三个方面的独特内容，即情绪的内部体验、情绪的外部表情和情绪的生理反应。情绪的内部体验是一种主观感受，如感到很苦恼。表情是一种肢体语言，是内在体验的外在表现，如喜形于色、喜上眉梢。情绪的变化伴随着躯体的生理生化变化，情绪生理反应主要是交感和副交感神经系统两者对立统一的改变，持久的情绪变化会造成自主神经系统的功能紊乱。

人类情绪的发生和发展，受个体生长成熟程度和后天学习过程两种因素的影响。情绪的表现方式主要由先天决定，但人类对一定事物的情绪反应时机、程度、种类以及伴随的行为则大部分从后天环境中学习得来，即受意志的支配。

脑干网状结构在情绪的发生中起激活作用，它提高或降低脑在情绪反应中的积极过程。网状结构是情绪形成的重要条件，下丘脑是情绪的躯体反应和内脏反应的整合部位，丘脑是情绪形成的中枢，边缘系统的一部分与"自我保存"的情绪和行为有关，这部分发动寻食、发怒等行为，有利于个体的保存，另一部分与"种族保存"的情绪和行为有关，这部分与愉快、性欲等相联系，利于种族繁衍。

情绪与个体的需求或目的是分不开的，情绪是以需求为中介的。凡是与人的需求无关的事物，人对它无所谓情绪。"欲者，情之应也""欲由于情"。情和欲互为因果，需求即欲望，古人称为六欲、包括色、食、动、止、生、死，是个体的心理活动和行为的基本动力。分为生理需求和心理需求（或物质需求和精神需求）。生理性需求是对维持其个体生存和种族延续所必需的条件，心理性需求是对维持社会发展所必需的条件。

根据人体生命分为体生命、魂生命、灵生命三种生命形态，人体的需求也可分为三种：体生命的需求是最基本的需求，是个体生存和种族延续的需求，故古人说："食色，性也。"魂生命的需求是社会化的产物。物质财富的需求是一种安全意义上的需求，名誉、声望、权势的渴望是基于一种尊严意义上的需求。灵生命的需求是种超越自我的需求，是种纯精神领域的追求，信仰和道德规范，这是人类所独有的。

3. 志为气之帅、意识之源、行为之由　人脑是人类行为和经验的物质基础，是志的载体。《素问·脉要精微论》说："头者，精明

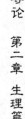

之府。"心理是脑的机能,人脑是动物进化的产物,是生命的最高统帅,是高度集成化的气系统,主要功能是产生意识并通过意识场来调控气血的运行。人脑进化的主要特点是皮层的二级区和三级区面积显著地增大,即皮层的颞区、下顶区和额区,而这些区域正是高级心理活动的重要部位,是对外界的信息进行加工、综合、拟定和储存最复杂的行为程序及控制心理活动有关的部位。

一级区又称投射区,包括额叶中央前回的运动中枢、顶叶中央后回的躯体感觉区、枕叶的视中枢、颞上叶的听中枢。一级区主要结构是皮层第Ⅳ、Ⅴ层细胞,一级区的机能具有高度模式特异性,专门接受外周各种感受器传入的信息(听、视、体感)和专门发送出运动的指令。

二级区又称投射联络区,其结构主要是皮层Ⅱ、Ⅲ层细胞,一级区与感觉有关,二级区与知觉和认识有关,二级区能对接收到的信息进行综合,对感觉经验进行加工和保存。如果二级区损伤,只会引起一种感觉的认识或知觉障碍,如听觉、视觉、触觉或躯体失认症。

三级区即重叠区,在皮层后部,它们位于顶(体感)、枕(视)、颞(听)二级区的交界处,在顶—枕—颞的重叠区。其功能是整合多种感觉模式的信息。

在三级区中,模式特异性消失了,所以这些部位损伤时,视、听、触、动觉的感受性仍保持完好,但在理解传给它们的完整的信息时感到困难,引起逻辑、空间定向等方面的障碍,出现失算、遗忘性失语、左右失认、失用、人面不识和地域性概念及记忆障碍等。所以说,皮质后部二级区是保证脑活动的局部形成的最高组织,而三级区是组织人的认识活动的最高形式的脑基础。

三级区的前额叶的功能与有目的指向性活动的最高级整合形式有关,负责组织、计划和实现随意活动,涉及语言、记忆、智力、人格直至意识活动,是心理学的重要结构部位。前额叶损害可使病人行为刻板或出现重复性动作。此外，亦可出现行为调节的解体，如语言表达与组织障碍（持续性言语或模仿言语）、计划性差（智力活动）、主动识记差（记忆活动）及人格方面的改变（不关心未来、易冲动、缺乏主动性等）。第三级皮层仅见于人，约占整个大脑皮层的一半以上，其细胞主要来自Ⅱ、Ⅲ层，在个体发生上这部分脑是最晚成熟的，约七岁以前它不能充分发展。

人类存在两种信号系统，第一信号系统是用光、声、嗅、味、触等感觉刺激作用为信号来形成条件反射，这种信号直接作用于眼、耳、鼻、舌、身等感受装置，都是现实具体的信号。第二信号系统是用语词作为抽象的信号，这是人类所特有的，是人类社会的产物。人类由于社会性劳动与交流产生了语言，语词是现实的概括和抽象化，人类借助于语词表达其思维并进行抽象的思维。思维是人脑对客观现实的间接的概括的反映，思维的概括是借助语词来实现的，任何词都是已经概括化了的东西，它是人类在历史发展过程中固定下来，并为全体社会成员所共同理解的一种信号，人的思维主要是词的思维。

人类行为可分为无条件反射和条件反射，无条件反射是本能行为，不是由后天学习所获得的。条件反射是由后天学习获得的，因而是习得行为。条件反射可分为反应性条件反射（非随意行为）和操作性条件反射（随意行为）。

意志是在需要和动机的基础上自觉地确定目的，并根据目的来支配、调节自己的行为，克服困难，从而实现预定目的的心理过程。意志过程是人类特有的，其基本特征在于：意志行动是有自觉目的的行动。在行动之前，行动的目的已存在于人的头脑之中，并以此来指导自己的行动。意志行动是以随意运动为基础的，随意运动是由人主观意识控制和调节，具有一定的目的要求和目的指向的运动。随意运动是意志行动赖以实现的条件。如果没有随意运动，意志行动就无法实现，意志在每个人身上的表现有所不同，但一般把意志

三部六病导论　第二章　生理篇

品质归纳为自觉性、果断性、坚韧性和自制性四个方面。意志品质与世界观、信念、修养等有极为密切的关系。

意识是与语言有关的那一部分心理活动，换言之就是人们注意到的清晰的感知觉、情绪意志、思维等活动。意识可分为潜意识、现实意识、前意识。现实意识指不能被个体感知到的那一部分心理活动，例如本能的欲望，已经被意识遗忘了的童年经历等。前意识指目前不在意识之中，而又能带到意识区域的心理活动过程，潜意识的欲望只有经过前意识的审查认可，才能进入意识。潜意识是生物性的本能冲动，具有即刻被满足的倾向，遵循"唯乐原则"，存在于体生命之中，有人称为"本我"。现意识顺应外在的现实环境，以保护个体的安全性，遵循"现实原则"，存在于魂生命之中，也有人称之为"自我"。前意识即所谓的良心、良知、良能，其特点为明辨是非，分清善恶，对人的动机行为进行监督管制，使人格达到完善的程度，前意识存在于灵生命之中，有人称为"超我"。

4. 神为志之帅、人格之本、德行所在　神在志之上，为志之帅，其载体为阴阳。《素问·阴阳应象大论》说："阴阳者，天地之道也，万物之纲纪，生杀之本始，神明之府也。"神明即人的灵生命，它既是起始的，也是终结的，既是最高的，也是最低的生命表现形式。所以《素问·生气通天论》说："神之本，本于阴阳。"心为灵之所，物之任。《灵枢·本神篇》说："生之来，谓之精，两精相搏谓之神，随神往来谓之魂，并精而出入者谓魄，所以任物者谓之心。"《灵枢·邪客》也说："心者，五脏六腑之大主也，精神之所舍也。"《素问·灵兰秘典论》也说："心者，君主之官，神明出焉。"心脏是神明的主宰，血液是神明的物质基础。《灵枢·本神》说："心藏脉，脉舍神。"《灵枢·营卫生会》说："血者，神气也。"

《易·系辞下》说："能通神明之德，以类万物之情。"《易·系辞上》说："神而明之存乎其人，默而成之，不言而信，存乎德行。""圣人以此斋戒，以神明其德夫。"神的显现在于斋戒，类似于气功修性的"胎息""辟谷"等。《素问·生气通天论》说:"故圣人传精神,服天气而通神明。"

神的功能在于化德行,明事理。《易·系辞上》说:"神以知来,知以藏往。""神武而不杀者夫,是以明于天道。"神即"灵感""心灵感应"。"一阴一阳之为道""道成肉身"即产生了神明。

二、机体局部的静态结构性

机体的框架是由五脏六腑、四肢百骸、五官九窍等零散的组织器官相连而成的,这些组织器官具有独立的结构和特殊的功能,是构成人体框架结构的基本单元,我们把它称为局部,根据其共性特征,把他们分为四大组织。四大组织相互组合则形成八大系统,千万个独立的器官。

1. 四大组织　人体形态结构和功能的基本单位是细胞,细胞之间存在一些不具细胞形态的物质,统称为细胞间质。由许多形态和功能相近似的细胞与细胞间质共同组成组织,如上皮组织、结缔组织、肌组织和神经组织,这四种组织是构成人体器官和系统的基础,故又称为基本组织。

(1)上皮组织:上皮组织具有保护、吸收、分泌、排泄和感觉等功能。机体内外的物质交换要通过上皮组织来实现。根据上皮组织的形态和机能,可分为三种类型,即被覆上皮、腺上皮和感觉上皮。被覆上皮排列成膜状,广泛被覆于身体的表面及衬附体内各管、腔、囊的内面及某些器官的表面。凡具有分泌功能的上皮,均称为腺上皮,腺上皮细胞大都聚集存在,排列成团、索、泡或管等结构。腺上皮在维持机体生命活动中起着重要作用。诸如机体物质代谢、生长、发育、消化吸收、保护防御以及生殖哺乳等机能,都需要在有关腺上皮细胞的分泌物参与下完成。人体内腺体可分为外分泌腺和内分泌腺两类。外分泌腺由分泌部和导管部组成,分泌物经导管排至各器官的管腔内或体表,如唾液排至口腔,肝脏分泌的胆汁排到十二指肠等。内分泌腺没有导管，其分泌物直接渗入周围毛细血管内，循环全身以调节组织和器官的机能活动。感觉上皮是在上皮细胞中，形成具有接受特殊感觉机能的上皮组织，例如味觉上皮、嗅觉上皮、视觉上皮、听觉上皮等。上皮细胞具有很强的修复和再生能力。

（2）结缔组织。细胞的种类多，数量少，形态多样化，无极性地分散于间质中，细胞间质多包括基质和纤维两部分。结缔组织具有多种功能，如联结、支持、保护、防御、修复、营养及运输等。结缔组织起源于胚胎时期的间充质，它由间充质细胞和多量稀薄的基质构成。根据各种结缔组织在形态结构上的特征，可分为疏松结缔组织、致密结缔组织、网状组织、脂肪组织、软骨组织、骨组织、血液和淋巴。疏松结缔组织是一种柔软并具有弹性和韧性的组织，它形成各种器官的支架，保持器官的一定形态，联结器官中的各种组织。它由细胞、纤维和基质三种成分构成，其中细胞和纤维的含量较少，排列乱而疏松，埋于基质中，基质含量较多。致密结缔组织是大量纤维成分紧密排列的组织，基质和细胞成分非常少。功能上具有加强连接的作用。如肌腱和韧带、皮肤的真皮和各器官的被膜等。网状组织是由网状细胞、网状纤维和基质组成，构成某些器官的支架，起支持作用。脂肪组织是由大量脂肪细胞密集而成，约占成人体重的10％，主要功能是贮存脂肪，脂肪氧化时供给能量，是体内最大的能量库，同时还有减少体温的散发，缓冲外来压力的作用。软骨组织也是由细胞、纤维和基质组成，既有韧性又有弹性。主要功能是起支持和保护作用。骨组织是体内坚硬的结缔组织，基质中含有大量钙盐，体内的钙约99％以骨盐形式沉着在骨组织内，故骨组织为人体最大的钙库，与钙、磷代谢有密切的关系。

（3）肌组织。主要由肌细胞和细胞间少量结缔组织构成。肌细胞又称肌纤维，肌纤维的收缩作用是由肌原纤维来实现的。躯体运动、消化管的蠕动、心脏血管的收缩以及呼吸、泌尿、生殖器官的活动等，均和肌纤维的收缩作用相关联。根据肌组织的形态和机能的不同，可区分为平滑肌、骨骼肌和心肌三种。平滑肌主要构成血管及某些内脏器官的肌层部分。骨骼肌又叫横纹肌，主要分布于四肢、躯干及头部等处，此外还分布在舌、咽、喉及气管的上段等处。心肌由心肌纤维组成，主要分布在心脏，构成心房、心室壁上的心肌层，也见于靠近心脏的大血管壁上。心肌在生理上的特点是能够自动地有节律性收缩，不受意识控制，是不随意肌。当受刺激时，心肌纤维可全部同时收缩，收缩的持续时间较长，但不出现强直收缩。

（4）神经组织。它由神经细胞和神经胶质细胞构成。神经细胞（又称神经元），有感受刺激和传导冲动的机能。神经胶质细胞对神经组织具有支持、绝缘、保护和营养等作用。神经组织在体内分布广泛，遍布于身体的各个部位的组织和器官，把机体的各部分联系成为一个整体，主宰着机体的生命活动。周围神经纤维受伤后，一般都有再生能力，可恢复原来的机能，所需时间约为 3~6 个月。中枢神经纤维受伤后，虽然也能再生，但完全恢复机能活动较为困难。成人体内神经元是最高度分化的细胞，失去分裂繁殖能力，其数量在胚胎发育期就已决定了。

2. 八大系统　一个完整的人体可以从形态功能上，划分为：运动系统、消化系统、呼吸系统、泌尿系统、生殖系统、循环系统、内分泌系统、神经系统。各系统的功能活动相互联系，相互制约，在神经—体液的支配和调节下，构成完整统一的有机体，进行正常的功能活动。

（1）运动系统：是人体完成各种动作和从事生产劳动的器官系统。由骨、骨连结和骨骼肌三部分组成。全身的骨借骨连结构成骨骼。肌附着于骨，跨过关节。由于肌的收缩和舒张牵动骨，通过关节的活动而产生运动。所以在运动过程中，骨是运动的杠杆，关节是运动的枢纽，肌是运动的动力。三者在神经系统的支配和调节下协调一致，随着人的意志，共同准确地完成各种动作。运动系统除具有运动功能外，骨骼还是人体的支架，它与肌肉共同维持人体外形，并构成体腔的壁，如颅腔、胸腔、腹腔与盆腔，以保护脏器，协助内部器官进行活动，如呼吸、排便和分泌等。

（2）消化系统：由消化管和消化腺两部分组成。消化管是一条从口腔到肛门的迂曲的长管，根据其位置、形态和功能的不同，分为口腔、咽、食管、胃、小肠和大肠。小肠盘曲于腹腔内，从上向下可分为十二指肠、空肠和回肠三段。大肠位于小肠周围，又可分为盲肠、结肠和直肠，直肠末端通过肛门通向体外。临床常把口腔到十二指肠一段叫上消化道，而把空肠至肛门一段叫下消化道。

消化腺是分泌消化液的腺体，可分为大小两种。大消化腺是独立存在的器官，如肝、胰和唾液腺，它们都以导管和消化道相通。小消化腺位于消化管管壁内，如食管腺、胃腺、肠腺等，它们均直接开口于消化管道内。

消化系统的主要功能是消化食物、吸收营养，并将食物残渣——粪便排出体外。消化管的运动，如咀嚼、吞咽、胃肠蠕动等，将食物磨碎，并使磨碎的食物与消化液混合，推动食物向下，最后把粪便排出体外，这种依靠消化管的机械运动所进行的消化活动叫物理性消化。在进行物理性消化的同时，消化腺亦分泌各种消化液进入消化管内与食物混合，消化液内含有多种消化酶，把食物中的大分子物质水解为小分子的可溶于水的营养物质，以便于被肠道吸收，营养全身。这种以消化液进行化学分解的消化活动叫化学性消化。物理性消化和化学性消化是整个消化过程中不可分割的两个方面，它们在神经—体液的调节下，相辅相成地共同完成食物的消化。

（3）呼吸系统：包括鼻、咽、喉、气管和支气管在内的各级分支及由大量肺泡、血管、淋巴管、神经等组成的肺。此外，还有呼吸的辅助装置——胸膜等。呼吸系统的主要功能是进行气体交换，即吸入氧气，排出二氧化碳。在这一功能活动中，从鼻至支气管的各级分支为传递气体的呼吸道，而肺泡则为气体交换的场所。临床上通常把鼻、咽、喉叫上呼吸道，气管和支气管叫下呼吸道。咽是消化和呼吸共同的通路，喉是呼吸道中的特殊部分，兼有发音功能。

机体由于生命的需要，终生不停地有规律地借呼吸器官与外界进行气体交换，以取得生命活动中所必需的氧。同时将体内新陈代谢过程中产生的二氧化碳，经循环系统送至呼吸系统而排出体外。这样才能保证器官组织生理活动的顺利进行。若机体发生缺氧或二氧化碳的积聚，就会妨碍正常的新陈代谢，严重时可危及生命。人类呼吸系统因社会生产和语言的影响，形成了许多特点，如人体的直立姿势，使上肢得到了解放，也促进了胸廓的发展。两肺随着胸廓的发展成为锥形体，占据着胸腔的绝大部分空间。声门也由额状而变成水平位置的矢状裂隙，等等。

（4）泌尿系统：由肾、输尿管、膀胱及尿道组成。肾是生成尿的器官，输尿管为输送尿液入膀胱的管道，膀胱为暂时储存尿液的器官，尿道为尿液排出体外的管道。

泌尿系统是人体代谢产物的重要排泄途径之一，其主要功能为泌尿和排泄尿液。人体组织的一些代谢产物如尿素、尿酸等以及多余的水分，由循环系统输送至肾脏，在肾内形成尿液，再经输尿和排尿的管道排出体外。因此，泌尿系统在调节体液和维持电解质平衡中起着重要作用。如果泌尿器的功能发生障碍，代谢产物则蓄积于体液中，使其理化性质发生变化，内环境的相对平衡遭受破坏，从而影响机体新陈代谢的正常进行，严重时出现尿毒症，危及生命。

（5）生殖系统：主要功能为产生生殖细胞，繁衍后代，延续种族和分泌性激素。生殖系统包括男性生殖器和女性生殖器，男女生殖器又各分为内生殖器和外生殖器两部分。男内生殖器包括生殖腺（睾丸）、输精管道和附属腺等。睾丸是产生男性生殖细胞（精子）和分泌男性激素的器官，输精管道是输送精子并将其排出体外的管道，包括附睾、输精管、射精管和尿道的一部分。附属腺有精囊腺、

三部六病导论　第二章　生理篇

前列腺和尿道球腺，它们的分泌物对精子具有营养和增强其活动的作用，并与精子共同构成精液。男外生殖器包括阴茎和阴囊。女内生殖器包括卵巢、输卵管、子宫和阴道。卵巢为生殖腺，有产生卵子和分泌女性激素的作用，输卵管、子宫和阴道则为生殖管道。女外生殖器包括阴阜、大阴唇、小阴唇、阴蒂、阴道前庭、前庭球及前庭大腺等，这些结构和器官大部分位于会阴处。

（6）循环系统：循环系统为一密闭的管道系统，由于管道内所含的成分不同，又分为心血管系和淋巴系两部分。心血管系由心脏、动脉、静脉和毛细血管组成，其中流动着血液。淋巴系由淋巴管、淋巴结和淋巴器官组成，其管道中流动着淋巴，最后也流入静脉内。

心脏是推动血液流动的动力器官，动脉是运送血液离开心脏的管道，将血液输送到全身的毛细血管。静脉是血液流回心脏的管道，起于毛细血管。毛细血管是沟通动脉和静脉之间的细小血管，呈网状分布于全身各组织器官。毛细血管是血液同组织器官进行物质交换的场所。

血液自心脏经动脉、毛细血管和静脉，再返回心脏。血液就是沿着这个密闭的管道系统流动，周而复始，形成血液循环。人体通过血液循环，将肠管吸收的营养物质和肺吸入的氧运往全身各组织，同时将全身各组织新陈代谢产生的二氧化碳和废物运往肺、肾和皮肤排出体外。此外，循环系统还能把内分泌腺所分泌的激素运送到各器官，调节机体的新陈代谢和各种生理功能，以保证机体新陈代谢的正常进行。

（7）内分泌系统：内分泌腺是特殊类型的腺体，无排泄管，故又称为内分泌腺或无管腺。这种腺所分泌的物质称为激素，直接渗入血液循环中，输送到全身，因此腺的血管供应丰富，腺细胞与毛细血管紧密相贴。激素在血液中的含量虽然极微，但它是机体内的一个重要的功能调节系统，以体液的形式进行调节。内分泌腺在神经系统的控制下，主要作用于机体的新陈代谢，保持机体内环境动态平衡、机体对外界的适应、个体的生长发育和生殖等方面。激素分泌过多或不足都会引起机体的功能紊乱。因此，维持激素分泌水平的相对稳定对于机体正常生理活动是十分重要的。每种激素都有其特定的作用对象，称为该激素的靶细胞或靶器官，靶细胞的胞体内或胞膜上有特异性受体，激素只能与相对应的受体结合而发挥作用。

内分泌腺可分为两类：一类在形态结构上独立存在，肉眼可见的称内分泌器官，如甲状腺、甲状旁腺、肾上腺、垂体、胸腺和松果体等。另一类位于其他器官的内部，以内分泌细胞群的形式出现，称内分泌组织，如胰腺内的胰岛，睾丸内的间质细胞，卵巢内的卵细胞和黄体，以及胸腺内网状上皮细胞等。此外，近年来发现体内尚有许多器官的某些组织中如胃肠道黏膜上皮、肾、精囊腺、胎盘和丘脑下部等也兼有内分泌功能。

（8）神经系统：人的神经系统是高度发展的系统。它在人体生命活动过程中，处于主导地位。其基本功能表现为神经系统协调人体内各系统器官的功能活动，保证人体内部的完整统一，使人体活动能随时适应外环境的变化，保证人体与不断变化的外环境之间的相对平衡，特别是大脑皮层进化到非常复杂的程度，它可以在实践中产生思维活动，因此人类不只是被动地适应外界环境的变化，而且可以能动地认识客观世界。这是人类神经系统的最主要的特点。神经系统在形态和功能上都是一个统一的整体，依照所在位置和功能的不同，分为中枢神经系和周围神经系。中枢神经系包括脑和脊髓两部分。周围神经系包括与脑相连的脑神经和与脊髓相连的脊神经。依据所支配的对象不同，又可将神经系统分为躯体神经和内脏神经。两者都有传入（感觉）和传出（运动）纤维。根据以上分法，可将神经系统的区分归纳如表2－1。

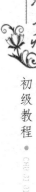
表 2－1　神经系统的区分

纤维分类		来　源
A 类 （有髓纤维）	A_α	初级肌梭传入纤维和支配梭外肌的传出纤维
	A_β	皮肤的触压觉传入纤维
	A_γ	支配梭内肌的传出纤维
	A_δ	皮肤痛温觉传入纤维
B 类 （有髓纤维）		自主神经节前纤维
C 类 （无髓纤维）	SC	自主神经节后纤维
	drC	后根中传导痛觉的传入纤维

3. 四肢百骸、五脏六腑、五官九窍——器官　由几种组织结合在一起，构成具有一定形态和功能的结构，称为器官，如胃、肝、肾等。一系列在结构和功能上具有密切联系的器官结合在一起，共同行使某特定的生理活动，构成系统。器官是局部具有独立的结构和特殊功能的结构单元。

（1）运动系统的器官

①骨。骨是体内坚硬而有生命的器官，主要由骨组织构成。每块骨都有一定形态、结构、功能、位置及其本身的神经和血管。全身骨的总数约 206 块。可分为上肢骨、下肢骨、躯干骨、颅骨四部分。

②骨骼肌。全身骨骼肌约占体重的 40%，600 多条，每块骨骼肌均由数量很多的肌纤维构成，具有一定的形态，占有一定的位置，并有一定辅助装置及其自身的神经和血管，故每块肌肉便是一个器官。肌肉可分为躯干肌（背肌、胸肌、膈肌、腹肌）、头颈肌（头肌、颈肌）、上肢肌、下肢肌。

（2）消化系统的器官

①消化管。口腔是消化管的起始部，其前壁为唇、侧壁为颊、上壁为腭、下壁为口腔，口腔的重要结构有牙、舌、唾液腺、腭、

扁桃体。

咽是消化管上端扩大的部分，是食物和空气的交叉通道，吞咽时食物从口腔经口咽部、喉咽部入食管，吸气时空气从鼻腔至鼻咽部，再经口咽部、喉咽部入喉和气管。

食管是一前后扁窄的肌性管道，成人长约25cm，其作用是借其本身的蠕动将食团向下推移至胃。

胃是消化管膨大的部分，具有容纳和消化食物的功能。胃有进出二口，前后二壁，上下二缘。胃的进口叫贲门，与食管相连。出口叫幽门，与十二指肠相连续。胃上缘叫胃小弯，下缘叫胃大弯。胃壁可分为黏膜、黏膜下层、肌层、浆膜层。

小肠是消化管中最长的一段，为消化及吸收营养物质的重要场所。小肠全长约5~6m，起于幽门，止于盲肠，迂曲盘旋于腹腔的中下部。它从上而下可分为十二指肠、空肠和回肠三段。十二指肠是小肠的起始段，长度相当于本人12个手指的指幅，约25~30cm，位于上腹部略偏右侧，全长呈向左上方开口的"C"字形，包绕胰头。空肠和回肠是一条连续的长管，两者之间无明显的界限，空肠起于十二指肠曲，约占空回肠全长的2/5，主要位于左腰和脐部。回肠约占空回肠全长的3/5，主要位于脐部和右腹股沟部，向右经回盲结肠口通大肠。

大肠是消化管最后一段肠管，在右髂窝以盲肠为起始，末端止于肛门，全长约1.5m。于腹腔内围绕在空回肠周围。根据大肠的位置和特点，可将其分为盲肠（包括阑尾）、结肠和直肠三部分。

②消化腺。人体的大消化腺除三对唾液腺外，还有肝和胰。肝分泌胆汁，胰分泌胰液。

肝为人体最大腺体，肝的功能很复杂，除能分泌胆汁外，还参与物质代谢、储存糖原、解毒和吞噬、防御等。

肝是一实质性器官，由肝细胞和一系列管道系统如门静脉、肝动脉、肝管、肝静脉等构成。肝细胞所分泌的胆汁，经左右肝管至肝总管，再经胆囊管入胆囊内储存和浓缩。进食时胆囊收缩，括约肌放松，浓缩的胆汁经胆囊、胆总管入十二指肠，对食物进行消化。

胰是人体的第二大腺，由外分泌部和内分泌部组成。内分泌部可分泌胰岛素等，外分泌部分泌胰液。胰液中含有胰蛋白酶原，胰淀粉酶和胰脂酶等，在消化过程起着重要作用。在胰的实质内，有一从左向右横贯全长的排泄管，叫胰管，胰管与胆总管汇合成乏特氏壶腹，共同开口于十二指肠乳头。

③腹膜。是一层薄而光滑的浆膜，由间质及其下的疏松结缔组织构成。脏壁二层相互移行，共同围成一个浆膜间隙，叫腹膜腔。男性的腹膜腔是一个密闭的盲囊，而女性腹膜腔可借两侧输卵管腹腔口、输卵管、子宫和阴道与体外相通。

腹膜形成的皱襞、韧带、系膜、网膜等结构，不仅对器官起着固定作用，也是血管、神经等进出器官的桥梁。腹膜正常时能分泌少量浆液，润滑器官，减少器官运动的摩擦。另外还有吸收、防御、修复、对刺激作出反应等功能。

（3）呼吸系统的器官

①鼻。是呼吸道起始部，又是嗅觉器官。它可分为外鼻、鼻腔、鼻旁窦三部分。

②喉。既是呼吸道，又是发音器官。喉结构复杂，由软骨、韧带、黏膜、喉肌构成。

③气管及支气管。是连接喉与肺之间的管道，不仅是空气的通道，而且具有防御、清除异物、调节空气湿度和温度的作用。

气管为后壁略平的圆筒形管道，成人长约 11~13cm。由软骨、平滑肌和结缔组织构成。支气管的构造基本与气管类似，由不规则的支气管软骨、平滑肌及结缔组织构成。左支气管细而长，约4~5cm，右支气管短而粗，长约 3cm，为气管的直接延续，呈陡直的走行方式，因而异物多堕入右支气管内。

④肺。为气体交换的器官，是呼吸系统最重要的部分。位于胸

腔内，纵隔的两侧，左右各一。肺门是支气管、血管、淋巴管和神经出入之处。左肺被斜的叶间裂分为上、下两叶。右肺除有与左肺相应的叶间裂外，尚有一横行的右肺副裂，故右肺分为上、中、下三叶。

⑤胸膜。在胸腔内形成左右两个闭锁的浆膜囊，分为壁层和脏层。胸膜的壁层与脏层之间的腔隙称为胸膜腔，内有少量浆液以减少呼吸时两层胸膜间的摩擦。

⑥纵隔。位于胸腔中部，它是分隔左右胸膜腔的间隔，呈矢状位，上窄下宽，而且显著偏左。

（4）泌尿系统的器官

①肾为对称的实质性器官。肾门是血管、淋巴管、神经和输尿管出入的部位，肾门向肾内扩大的空隙，称为肾窦。窦内容纳肾小盏、肾大盏、肾盂、肾血管的主要分支、淋巴管和神经等结构，其间填充有脂肪组织。肾实质分为皮质和髓质。肾内生成的尿液，流经乳头孔进入肾小盏。输尿管起自肾盂，终于膀胱，成人输尿管长约 25～30cm。输尿管是一对细长的扁形管状器官，全长口径粗细不一，有三个生理狭窄，尿路结石常被卡塞在狭窄部，引起管壁平滑肌痉挛，而发生剧烈的绞痛，或造成尿路梗阻，进而导致肾盂积水等。

②膀胱是储尿的肌性囊状器官。伸缩性很大，膀胱的平均容量一般正常成人约 300～500ml，最大容量可达 800ml。膀胱壁主要由浆膜、肌层和黏膜构成。膀胱的肌层称为通尿肌，由外纵中环及内纵三层平滑肌构成。在膀胱与尿道连接处，环行肌层增厚形成膀胱括约肌。

③男女尿道在功能和结构上不完全相同。男性除有排尿功能之外，还兼有排精的作用。女性尿道短而直，易于扩张，长约 3～5cm，直径 0.8～1.2cm，位于耻骨联合后下方与阴道之间。

（5）生殖系统的器官

①男性生殖器

睾丸，位于阴囊内，左右各一，呈扁卵圆形，表面光滑，每个重约 10～15g。精曲小管是精子发生的部位，在精曲小管之间，填充有结缔组织，其中存在间质细胞，能分泌男性激素。

附睾为精子贮存库，从睾丸内排出的精子，在附睾继续发育成熟。附睾为男性生殖器结核好发部位，往往在病变处出现硬结。输精管为一肌性管道，全长约 50cm，直径约 3mm，管腔细小，管壁较厚，在活体触摸时，为一条坚实的圆索。

男性生殖器的附属腺，配置在尿道周围或其附近，它们的分泌物，均排入尿道，与精子共同组成精液。包括精囊腺、前列腺、尿道球腺。

阴囊为一下垂的皮肤囊袋，位于阴茎根与会阴之间。在阴囊深部有包裹睾丸、附睾及精索的各层被膜。

阴茎分为三部分：阴茎根、阴茎体、阴茎头（龟头），由两个阴茎海绵体和一个尿道海绵体构成。海绵体是由结缔组织、弹力纤维和平滑肌交织而成的海绵状结构，其中含有许多与血管通连的腔隙，腔隙充血时则阴茎勃起。

②女性生殖器

卵巢为扁椭圆形的实质器官，大小及形态随年龄变化而改变，左右各一。卵巢包裹在子宫阔韧带后叶内，并经卵巢悬韧带和卵巢固有韧带悬系在骨盆腔侧和子宫上。输卵管为一对细长弯曲的喇叭形肌性管道。长约 8～12cm，直径约 5mm。由外侧向内侧，输卵管可分为输卵管漏斗、壶腹、峡、子宫部四段。

子宫位于骨盆腔内，为单一的肌性中空器官，具有孕育胎儿和产生月经的作用，形态、大小、位置及结构，随年龄、月经、妊娠而变化。

阴道为前后扁平的肌性管道，连接子宫与外生殖器，为导入精液，排出月经和娩出胎儿的通路。

女外生殖器又称女外阴，包括阴阜、大阴唇、小阴唇、阴道前庭、前庭球和阴蒂、前庭大腺。

女乳房是最大的皮肤腺，为汗腺的特殊变形，构造上近似皮脂腺。女乳房的功能活动和女生殖器有密切的关系，由青春期开始，女乳房逐渐发育生长，并随月经周期而出现周期性变化，怀孕后乳房腺组织随妊娠月份的增加而发育增长，分娩后腺组织出现旺盛的泌乳活动。

尿生殖膈位于尿生殖三角的深处，从前下方封闭小骨盆出口，横列在左右耻、坐骨下支之间，系由尿生殖膈上筋膜、尿生殖膈下筋膜和位于二层筋膜间会阴深横肌及尿道膜部括约肌构成。尿生殖膈中央，男子有尿道，女子有尿道和阴道穿过。

盆膈位于肛门三角的深部，封闭小骨盆出口的大部，中间被直肠末端穿过，有承载膀胱、内生殖器和肠管等的作用。盆膈由肛提肌和盆膈筋构成。

（6）循环系统器官

①心脏是中空的肌性器官，为心血管系的中枢，在生活状态下，它有节律地搏动，自肺静脉收受动脉血，自上下腔静脉收受静脉血，再推送动脉血到主动脉、静脉血到肺动脉，完成血液循环。心脏外形像一个倒置的圆锥体，尖端指向左前下方，称心尖。一般情况下，心脏大小约和本人的拳头差不多，重量约为 260g 左右。心脏有四个腔，即左心房、右心房、左心室和右心室。左右心房间有房中隔，左右心室间有肌性的室中隔。正常情况下，左半心与右半心完全隔开，互不相通。心壁分为三层：心内膜、心肌层、心外膜。其中心肌层最厚、有强大的收缩功能。心的传导系统是由特殊的心肌纤维构成的，包括窦房结、房室结和房室束。营养心脏本身的动脉，为发自主动脉起始部的左右冠状动脉，心脏受植物性神经——交感和副交感神经的双重支配。

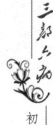

②心包为一纤维浆膜囊，包括纤维层和浆膜层两部分。浆膜层又分为脏层和壁层，两层间的腔隙称心包腔，内含少量浆液，起润滑作用，可减少心脏搏动时摩擦。

③人体的血液循环有两个途径，循环于心脏和周身之间的为体循环。循环于心脏和肺之间的为肺循环。体循环和肺循环通过心脏连接在一起，共同组成人体的循环系统。如图2-9表示：

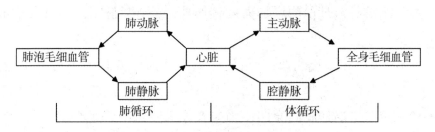

图2-9 血液循环示意图

全身血管分为动脉、静脉和毛细血管三类。凡从心室发出的血管及其分支，称为动脉。进入心房的血管及其分支，称为静脉。毛细血管呈网状连于动、静脉之间。

④淋巴系是循环系统的组成部分，为协助体液回流的辅助装置，主要由淋巴管、淋巴结和淋巴器官组成。淋巴管内的无色透明液体叫淋巴。淋巴结和淋巴器官具有制造淋巴细胞、过滤异物、吞噬细菌和产生抗体等作用，因此，淋巴系不仅是循环系统的组成部分，而且具有造血功能，还是人体重要的防御器官。

淋巴结多存在于较隐蔽和活动较大部位。人体内淋巴结的数目较多，所产生的淋巴细胞进入淋巴液中，共同形成淋巴。淋巴管包括毛细淋巴管、淋巴管、淋巴干、淋巴导管。全身淋巴干共9条，所有淋巴干均分别归入右淋巴导管和胸导管两条淋巴导管。胸导管长约30~40cm，其下端起于梭形大的乳糜池。它收集了左侧上半身和整个下半身的淋巴。即全身约3/4的淋巴都汇入胸导管。

淋巴器官包括淋巴小结、扁桃体、胸腺和脾。脾位于左肋部，在第9~11肋之间。脾重约110~220g。脾储存大量血液，并能破坏衰老的红细胞，吞噬致病的微生物和异物。胚胎时期，脾是造血器官，但在成人时期却只能产生淋巴细胞。

（7）内分泌系统的器官

①甲状腺位于颈部，在喉的下方，贴附于喉及气管的侧面，甲状腺峡呈横位，连接左右两叶。甲状腺的功能是分泌含碘的甲状腺素，主要作用是促进机体新陈代谢，加速血糖分解，维持机体正常生长和发育，尤其对骨骼和神经系统的发育十分重要。

②甲状旁腺分泌甲状旁腺素，它的主要功能是调节机体钙代谢，维持血钙平衡。

③肾上腺左右各一，位于腹膜后，肾脏上端。由肾上腺皮质和髓质两部分组成。肾上腺皮质分泌的肾上腺皮质激素有调节水盐代谢和糖、蛋白质、脂肪代谢等作用。肾上腺髓质分泌肾上腺素和去甲肾上腺素，两者都有使动脉血压升高的作用。

④垂体位于颅中窝的垂体窝内，垂体上端借漏斗与丘脑下部相连。垂体分泌多种激素，可以促进机体尤其是骨骼的生长及促进性腺的发育。此外，前叶激素还能影响其他内分泌腺如肾上腺、甲状腺、性腺等的活动。垂体后叶激素主要作用于平滑肌，尤其对子宫壁肌肉有使其收缩的功能，因而常可用于催产及产后止血。

⑤胸腺是一个淋巴器官，兼有内分泌功能，分泌的胸腺素参与细胞免疫的作用。

⑥松果体又名脑上腺，松果体激素能调节控制身体的发育和成熟。松果体在儿童7~8岁时发育至顶峰，以后逐渐萎缩。

（8）感觉器官。它是感觉神经末梢连同辅助结构组成的特殊装置。根据感觉器的所在部位和刺激的来源，大致分为外部感觉器和内脏感觉器。

分布于身体表面的感觉器，如皮肤的感觉器以及嗅、味、视、听器等。它们接受来自外界的各种刺激，如触、压、痛、温度（冷热）以及嗅、味、光、声等。触、压、痛、温度觉称一般感觉，嗅、

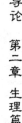

味、视、听觉称为特殊感觉。

感觉器官分布于内脏、心和血管壁等处，接受来自内脏、心和血管壁的刺激，如压力、温度、化学、渗透压等。

①眼是人体重要的视觉器官，能接受光的刺激。由眼球及其辅助装置两部分组成。眼球由眼球壁和折光装置组成，眼球壁由外至内由三层膜构成，外膜又称纤维膜，由坚韧的结缔组织构成，可分为角膜和巩膜两部分。中膜由前至后分为虹膜、睫状体和脉络膜三部分。内膜即视网膜。眼球的折光装置包括角膜、房水、晶状体和玻璃体。眼球的辅助装置包括眼睑、结膜、泪器和眼肌等。

②耳又叫位听器，由外耳、中耳、内耳三部分组成。外耳收集声波，中耳传导声波，内耳兼有感受声波和位觉刺激的结构。外耳包括耳廓、外耳道和鼓膜三部分。中耳包括鼓室、咽鼓管、乳突小房三部分。内耳又称迷路，分为骨迷路和膜迷路两部分。

第三节　三部系统的统一性

机体的结构虽然很复杂，但从整体的观念看，人体如同一个圆桶样的模式结构。有暴露于自然界的外层，有包裹在里的内层，有介于内外之间的核心层。由于内外两层都与外界相通，故外层为表部，内层为里部，表里之间称为枢部。在人体这个圆桶结构内，装填着担负人体生命活动的各个系统、器官和组织，它们凭借着阴阳的相对平衡，保持着人体的正常功能，维持着正常的生命活动。

一、从天人合一的角度看人体三部划分

《老子》说："道生一，一生二，二生三，三生万物，万物负阴

而抱阳。"《周易·系辞》也说："六爻之动，三极之道。""兼三才而两之，故六者非它也，三才之道也。"《周易·说卦》也说："兼三才而两之，故易六画而成卦。"三极，三才之道是古人对宇宙即时空的划分。如地球可分为地核、地幔、地壳。细胞有细胞核、细胞质、细胞膜。原子有质子、中子、电子等。无论从宏观还是到微观，自然界万物都可分为三个层次和三个过程。人体也如此，分为表部、里部和枢部三部。《素问·离合真邪论》说："不知三部者，阴阳不别，天地不分。"《灵枢·终始篇》也将人体分为阳部、阴部、阴阳相交三个部分。正如《素问·三部九候论》说："一者天，二者地，三者人。""人有三部，部有三候，以决生死，以处百病，以调虚实，而除邪疾。"

二、从胚胎发育看人体三部划分

人体是由一个受精卵分化而来的。受精卵初期的细胞分裂称为卵裂。胚泡植入子宫后，内细胞群不断分裂、增殖，在靠近胚泡的一面，首先分出一层细胞称为内胚层。内胚层迅速向外扩展，围成一封闭的束称为卵黄束。与此同时，内细胞群的其余部分，因中央出现一腔隙而形成束状，称为羊膜束，羊膜束底部的细胞，成为外胚层。

外胚层细胞急剧分裂，在内、外胚层间又形成一新的细胞层，即中胚层。中胚层和内、外胚层相贴处的两端，分别形成口咽膜和泄殖腔膜。

早期的胚胎细胞是形态结构基本相似、具有可塑性和多种潜能的未分化细胞，随着胚胎的发育，这些未分化的细胞，形成了在形态结构和功能上各不相同的组织和器官。人体的各组织和器官即由外、中、内三个层分化而来。

1. **外胚层的分化** 神经管形成后便与外胚层脱离，发育成脑、脊髓和自主神经细胞的原基，形成神经系统。另外，还有某些内分

泌腺如脑下垂体，肾上腺髓质。

除神经管外，其余的外胚层则被覆在胚体表面形成皮肤的表层及附属器官。此外还形成眼、耳、鼻等的一部分。

2. 中胚层的分化　中胚层是由外胚层分化而来的。中胚层又可分为体节、生肾节和侧中胚层。体节主要形成颈、躯干、四肢和骨骼肌、脊柱、真皮及皮下组织。

生肾节形成泌尿生殖系统的主要结构。如睾丸、附睾、输精管、精囊；卵巢、输卵管、子宫、阴道的上皮部分，肾脏的肾小管、输尿管、膀胱三角等。

侧中胚层又分化为脏层和壁层。壁层与外胚层相贴，共同构成体壁，脏层与内胚层相贴共同形成消化管的管壁，两层之间为一腔隙，分化成胸腔、腹膜、心包腔。

从中胚层游离出一些星形细胞，分化成各种结缔组织，如血液、骨髓、淋巴软骨组织、骨组织、脂肪组织、骨膜、脑脊膜、肌腱、韧带、椎间盘髓、网膜、腱鞘、滑液囊、关节腔膜、血管、淋巴管、淋巴结、脾等。另外还有消化管、血管的平滑肌。

在体节形成以前，心脏即开始发生，首先由口咽膜前方的中胚层分化形成心脏的原基——生心板。

3. 内胚层的分化　由内胚层分化出的卵黄囊形成原始消化管，发育成从咽到直肠各段及肝、胰等消化腺的上皮。

由原始消化管的前端（咽与食管交接处）的向腹面突出的长脊，形成呼吸系统的原基，将来演变成咽、气管、各级支气管以及肺泡等上皮。

咽部的内胚层以后分化为重要的内分泌器官，如胸腺、甲状腺、甲状旁腺、肾上腺皮质等。

卵黄囊中血岛是胚胎最早的造血场所，它能产生造血干细胞。原始生殖细胞也由卵黄囊壁产生，如女性尿道的上皮，男性尿道近端上皮，膀胱三角除外的上皮，男性前列腺和尿道腺的上皮，女性前庭腺的上皮等。

三、从《伤寒论》看人体三部划分

1. 《伤寒论》中三部的概念　《伤寒论》是一部辨证论治专著，它的三部概念是病理的三部，即病位。

论中提出了表（外）、里（内）、半表半里（半在里半在外或表里）三个病位，突破了《内经》只言表、里的概念。半表半里（半在里半在外）是《伤寒论》对人体病位理论的补充和发展，也是对《周易》"三极之道"在医学辨证中的具体应用。半表半里横跨表里之间，既独立又联系。张仲景创造性地使用了"半在里半在外"即半表半里或表里这样一个概念，而没有使用"中"之类的概念，表明仲景已经注意到了三部之间的统一性。

在《伤寒论》中言及表的条文有 18 条，外的条文 18 条，除一般用语如 53 条指脉外、82 条指外证、213 条指津液外出、380 条指外气外，其余全部指表部、表证、治表。言及里的条文 15 条，内的条文 4 条，除 233 条指体内为一般用语外，皆指里部、里证、治里。半在里半在外虽然只有 148 条一条，但仲景另用"表里证"来表述半表半里证，如 252、257 两条提出"无表里证"，74 条提出"有表里证"。那么"表里证"仲景究竟是指什么呢？后世多曲解为表证和里证，另有人认为：表里证是一偏正词，或单指里证，或单指表证，惑误不可胜言。成无己在《伤寒明理论》上说"小柴胡汤为和解表里之剂也……（病）在半表半里"，表里连用，作为一个独立概念，已经不再是表加里的意思了，如表里虚，表里俱热等。表里证即半表半里证。

2. 《伤寒论》中表、里、半表半里的病证范畴及三部的界属

从表证的条文和方证中我们归纳出带有明显部位的病证如下：头痛、头项强痛、身疼痛、身疼、腰痛、骨节疼痛、手足厥寒、无汗或汗出而喘、咳而微喘、喘而胸满等。不难看出，表证界属为：

头项、躯干、四肢、手足、皮毛和呼吸系统。

从里证的条文和方证中，把带有明显部位的病证归纳为：腹满、腹满痛、腹大满不通、少腹里结、小腹但硬满、小腹硬、心下必痛、心下至少腹硬满而痛不可近、心下满而硬痛、心下因硬、心下痛按之石硬、心下痞硬满、胃中必有燥屎、有燥屎在胃中、胃中有燥屎、不大便、大便难、大便乍难乍易、下利、呕逆、噫气不除、腹中雷鸣等。里部的界属为：从口腔到肛门的整个胃肠道。它的病证主要表现在体表的投影区：心下（胃脘部）、腹部、少腹等。

半表半里部由于《伤寒论》中提到的条文有限，仅从 148 条很难看出它的界属。不过我们从小柴胡汤证可以看出：胸胁苦满、心烦喜呕、胁下痞硬、胁下满、胸满胁痛、胁下硬满、胁下及心痛。从以上病证可以看出：半表半里部主要病证表现为心、胸、胁三个部位。柯琴说："中外不相及，是病在半表半里，大小柴胡汤主病也，此所谓微者调之，其次平之，用白虎、栀子豉……之类。"柯琴把白虎、栀豉之类划归半表半里是很有见地的，半表半里包括了整个循环系统，以心为主导，症候主要表现在胸胁。

四、用系统论观点对人体三部划分

人体是一个有机的生命体，生命活动的基本形式是新陈代谢，而新陈代谢是物质和能量的不断转化。人体需要从外界摄取的物质有两类：一是天阳之气，即氧气，一是地阴之气，即水谷精微。天阳之气与地阴之气合二为一则形成人体生命自身新陈代谢的物质基础——血液。围绕氧气、饮食、血液这三个"目的点"，人体各组织器官则形成了三个高度程序化的子系统——表部、里部、枢部。

贝特朗菲在《有机论》中说："生物体不是一个部件杂乱无章的堆积物，而是一个有机的统一体，这种有机体具有一种新质，即系统质。"人体三部的自动组合，不同于各部分质的相加，而是系统各要素集成化的产物，它在结构上可能没有具体的物质形态，可能只作为系统状态的一般特征而存在。因此，往往不能直接观察到，只有借助于系统分析才能揭示它。如表部肺与皮毛、肌肉、骨骼的自动组合以适应外界环境的变化和利用空气。它的所有生理活动都是为了完成这个"目的点"。肺的有节律地呼出二氧化碳，吸进氧，皮肤规律地开泄和闭缩，骨骼肌不停地收缩等。哈肯在《协同论》中认为，大系统的功能结构特征是各系统功能结构协同作用的结果。系统只有在"目的点"或"目的环"上才能显示它的稳定性。

在里部食道、胃肠的功能是适应饮食物，对摄取物进行消化、吸收、排泄，一切生理活动都为适应饮食而存在，这就是里部的"目的点"。胃肠有节律地蠕动，从吸收水谷精微到排泄糟粕，保证里部的正常新陈代谢为其"目的环"。

在枢部，心脏、血管的一切功能活动都是以为了适应气血循环为其"目的点"，通过心血管的舒缩功能，使气血向各组织器官输送营养，产生各组织脏器的生理效应，同时载走组织的代谢产物，保证各组织器官的正常机能活动和新陈代谢，构成枢部的"目的环"。人体三部"目的点"的适应都是通过"目的环"的正常运行来实现的。

三部的系统性，表现为一种有机关联性，即系统质，而不是组成系统的组织器官的部分质的简单相加，也不是几个脏器的自身功能，而是通过互相连接、相互渗透、相互贯通、相互促进、相互制约、相互依存构成统一的机体，这就叫系统性。系统新质和系统性就是把许多单一功能构成一个整体功能。以里部系统为例，病邪侵入时，会出现两种不同性质的反应，虚则太阴，实则阳明。里阳病是里部表现为热力增高，吸收功能亢进，大便秘结的阳性反应，反之，热力降低、吸收减退、大便溏泄的阴性反应则叫里阴病。这种不同性质的病理变化是客观存在的，没有系统性，在里部就不可能出现里阳病和里阴病，只有连成系统，才会出现实则阳明，虚则太阴。里部这个系统是一条线连起来的整体，《伤寒论》称之为"胃家"，即系统功能，而不是消化器官的单摆。

1. 三部的功能

（1）表部：表部在整体中，不但在结构上，而且在功能上都有独特性。这种特殊性就是和大自然的空气发生密切关系。凡是和空气相接触的躯壳系统都属表部的范畴。以空气的呼出吸入作为生理活动的条件，又以空气中的病邪作为致病因素。

①肺与皮毛的关系

在机体，把接触空气的地方都算作表部的面积。体表和皮毛与外界接触的面积为 $2.5 \sim 3.5 m^2$，而肺由四亿左右个肺泡组成，与气体接触面积为 $60 \sim 100 m^2$，是皮毛的 $30 \sim 40$ 倍。祖国医学认为"肺与皮毛表里"是十分有道理的。有关体温，正常人每天通过辐射、对流的散热占总散热的 73%，蒸发散热占 14.5%，呼吸散热占 10.7%，二便散热占 1.8%。从上述数据看，散热功能主要集中于体表。如果体表不能将这些热散出，必然集中到肺去代偿。通过多方面的生物学研究证明，青蛙将肺叶切除可以活六天，而将皮肤剥去则很快死亡。另外，许多节肢动物无肺、靠体表与外界进行体温对流和气体交换。由此可见肺与皮毛的关系密切，功能相连。在人体，肺与皮毛之间的主导作用，以肺为主。如《内经·六节脏象论》上说："肺者，气之本，其华在毛，其充在皮。"《素问·五脏生成》也说："诸气者，皆属肺，肺之合皮也，其荣毛也。"而在《咳论》《痿论》中也说："肺主身之皮毛，皮毛者，肺之合也。"以上《内经》中的记载有几个主要的字，即本、属、合、主、应，本是根本，属是系属，合是联合，主是主导，应是感应。通过这几个字，可以具体地描绘出肺与皮毛的关系来。

②呼吸功能的进化

一切生物都有新陈代谢，一切生物都有呼吸功能。植物和动物的细胞呼吸过程，并没有本质的区别。但是动物有外呼吸功能。高等动物和人类用肺呼吸，低等动物根本没有肺脏，当然也不能用肺呼吸。肺脏和心脏一样，也是在种系发生过程中逐渐进化、逐渐完善的。所以肺脏和心脏的关系非常密切。

单细胞生物只有原始的弥散呼吸，既无心脏，也无肺脏。无脊柱动物如鱼类并没有肺，而是用鳃呼吸，同时吞噬水到肠管，在肠管内也进行着气体交换，而心脏是两腔的静脉心。两栖动物如青蛙虽然有了肺，皮肤呼吸仍然很重要。如果摘除肺，青蛙仍可长时间生存，但如果在青蛙皮肤上涂上油脂，以封闭皮肤呼吸，青蛙很快死亡。青蛙的心脏也只有三个腔，是"混合式双循环"。高等脊椎动物有了完整的复杂的肺腔，同时也有完整的复杂的四腔心脏，有了完整的肺循环和体循环，血液在肺进行气体交换，动脉血和静脉血不再混合，但即便是人类皮肤也保留着呼吸功能。

③外呼吸的完成

机体与外界环境之间的气体交换过程，称为呼吸。通过呼吸，机体从大气摄取新陈代谢所需的氧气，排出二氧化碳，因此呼吸是维持新陈代谢和其他功能活动所必需的基本生理过程之一，一旦呼吸停止，生命也将终止。

a. 肺主肃降

气体进入肺是由于大气和肺泡之间存在着压力差的缘故。肺内压的周期性交替升降，造成肺内压和大气之间的压力差，是推动气体进出肺的直接动力。我们把肺的呼吸原理比作手风琴，风箱拉开，容积增大，就会产生吸引力，于是空气由进气孔进入，反之风箱压小，空气会排出。由于有进气孔、风箱内的空气单位与大气压总是平衡的，如果将风箱的进气孔封闭，以阻止空气进入，且继续拉开风箱，使箱内容积增大，只能以原有的空气单位量分布于扩大的容积中，空气密度降低，压力减小，与大气压相比，自然成了负压。

胸腔的四壁与无进气孔风箱相似，吸气时胸壁向外张开，胸腔容积增大，同时横膈下降，进一步增加胸腔的空间容积，这样就形成了胸腔负压，并产生了吸引力，将肺张开，肺通过呼吸与大气相通，空气便由呼吸道吸入肺内。呼气时胸腔容积变小，横膈膜上升，使胸腔容积缩小，胸腔内负压减小，且肺是有弹性的组织，被拉开后，自己也会收缩，向内牵引，这样使肺内空气排出。

胸腔有两层胸膜，不管是吸气或呼气，胸腔都是负压。只是吸气时负压高，呼气时负压低。这种负压限制了肺组织的弹性回缩作用，呼气时可以排出肺内一部分气体，自身又不会萎缩。这种"人体风箱"的生理现象中医称为肺的肃降功能，肺以吸气为主动，呼气为被动，所以肺气肃降。

b. 由分子多的向分子少的部分移动

动脉血携的氧在微血管被组织吸收了。血液流至肺微血管时含氧量很少，而肺泡中吸入的氧较多，氧气就从肺泡弥散到血液，同时，二氧化碳从血液中弥散到肺泡，因为静脉血中二氧化碳的含量比肺泡高。这一肺泡呼吸的功能，传统中医称为"肺朝百脉"。

（2）里部：在人体，上自口腔，下至肛门，由平滑肌组织构成的一条粗细不匀、弯曲不等空腔器官以适应和利用饮食而形成了一个有机整体，称为里部系统。饮食经口腔、食道、胃、小肠、大肠，由肛门排出完成了饮食物的受纳、消化、吸收、排泄功能。里部系统中，胃主受纳、肠主运化。传统中医所说的"胃、胃气、胃家"皆指整个胃肠道而言，而不是某一脏器。故《素问·五脏别论》说："胃者，水谷之海，六腑之源也。"《师传篇》也说："六腑者，胃之为海。"《玉版篇》说："胃者，水谷气血之海。"胃肠道在脏腑中是一个最绵长的器官，其中总的作用如《本脏篇》上所说："六腑者，所以化水谷而行津液者也。"

①胃气主降，腐熟水谷

指胃肠道的物理消化和化学消化功能。胃肠道从目前的报道来看，可以分泌四十多种酶和激素，而且许多是有生物活性的多肽物质。这些物质通过彼此促进、彼此制约而构成功能上的合胞体。胃肠道的消化腺分泌的胃酸、蛋白质、胰酶、胆汁等起到明显的消化功能，符合中医所说的"腐熟水谷"的作用。这些物质同时又能增加食管下行张力、松弛幽门、胆道、回盲部的括约肌，从而有助于胃内容物的排空过程。食物经幽门入肠，水 10 分钟排空，糖类 2 小时排空，蛋白质 3 ~ 4 小时排空。平常混合食物，一般须 3 ~ 4 小时排空，但反馈可使排空暂停和排空时间缩短。这一有规律的排空下降，符合"胃气主降"的说法。

②脾气主升，脾主运化

指胃肠道的吸收转输功能。饮食在里部的腐熟过程是由食道入胃，经过胃的初步受纳腐熟，将食糜送入小肠。吸收在小肠的中段，经过一系列的催化作用，淀粉经麦芽糖转化为葡萄糖，贮存于肝而供给机体能量，故有"食气入胃，散精于肝"说。脂肪转变为甘油和脂肪酸，贮于体内，一部分异化为葡萄糖以供应能量，蛋白质则转化为氨基酸，以供应机体各组织的再生作用。机体的酶类、激素、抗体等都需要蛋白质的参与才能合成。这一吸收、转输过程，即中医所说的"脾主运化""脾气主升"的功能。

胃可吸收酒精和少量水分，小肠是吸收的主要部位，一般认为：糖类、蛋白质和脂肪的消化产物大部分在十二指肠和空肠吸收，回肠有独特的功能，即主动吸收胆盐和维生素 B_{12}、对于大部分营养成分，当它们也到达回肠时，通常已吸收完毕。因此，回肠主要是吸收功能的贮备，小肠内容物进入大肠时已经不含有多少可被吸收的物质了。大肠主要吸收水分和盐类，一般认为：结肠可吸收进入体内的 80% 的水和 90% 的 Na^+ 和 Cl^-。中医所谓的"脾运水湿"的功能主要在大肠。

③小肠的结构与吸收

人的小肠长约 4m，它的黏膜具有环形皱褶，并拥有大量的绒毛。绒毛是小肠黏膜的微小突出构造，其长度约 0.5 ~ 1.5mm。每一条绒毛的外面是一层柱状上皮细胞，柱状细胞顶端细胞膜的突起，

113

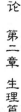

被称为微绒毛。人的肠绒毛上，每一柱状上皮细胞的顶端约有 1700 微绒毛。由于环状皱褶、绒毛和微绒毛的存在，最终使小肠的吸收面积比同样长短的简单圆筒面积增加约 600 倍，达到 $200m^2$ 左右。小肠除了具有巨大的吸收面积外，食物在小肠内停留的时间较长（3 ~ 8 小时），以及食物在小肠内已被消化到适于吸收的小分子物质，这些都是小肠在吸收中发挥巨大作用的有利条件。

小肠绒毛内部有毛细血管、毛细淋巴管、平滑肌纤维和神经纤维网等结构。营养物质和水可以通过两条途径进入血液或淋巴，一为跨细胞途径，另一为旁细胞途径。

（3）枢部：枢部以气血为中心，以心脏为主导，经过心脏的动力作用，使血液循环全身，灌注四肢百骸、五脏六腑。人体中没有一个关节、一块肌肉、一个细胞不受气血的灌注，不然就会发生缺血、坏死、失去其特有的功能。《素问·五脏生成篇》说："肝受血而能视，足受血而能步，掌受血而能握，指受血而能摄。"说明血液无处不到，是各种功能活动的物质基础。

在枢部，血液的作用固然很大，但起主导作用的还是心脏。《师传篇》说："五脏六腑，心为之主。"《口问篇》也说："心者，五脏六腑之主也，心动者，五脏六腑皆摇。"《灵兰秘典论》说："心者，君主之官，神明出焉。"以上皆说明心的主导作用，血液只有在心脏的作用下，才能灌注全身。

①心肌——生命之泵

心脏是一个由心肌构成的并且有瓣膜结构的空腔器官，是血液循环的动力装置。生命过程中，心脏不断地收缩和舒张，交替活动。舒张时容纳静脉血返回心脏，收缩时把血液射入动脉，为血液流动提供能量。通过心脏的这种节律性开启和关闭，推动血液沿单一方向循环流动。

心脏由间隔分为左右两半，左侧为左心，右侧为右心，左右两侧互不相通。上下也由间隔分开，上面叫心房，下面叫心室，上下有孔相通，这样心脏被分成四个腔，即右心房、右心室、左心房、左心室。由心房通向心室的孔道叫房室孔、房室孔上附有柔韧的瓣膜，可以打开或关闭，左侧房室孔上的瓣膜叫三尖瓣，右侧房室孔上的瓣膜叫二尖瓣。由于心房和心室之间有了"活门"，因此血液只能顺着心房→心室的方向流动，不能反流。

心脏和血管交接部位的结构也非常重要，上腔静脉和下腔静脉收集全身的静脉血液流进右心房，右心房有上腔静脉和下腔静脉的开口，好似全身静脉血的汇集池。从右心房流进右心室的血液，只有一个出口，就是肺动脉，由半月瓣隔开，保证血液只能从右心室流入肺动脉而不会反流。右心房和右心室中装满着静脉血，所以右心又称为"静脉心"。左肺和右肺各有两条静脉进入左心房，所以左心房有四个肺静脉开口。左心房的血流通过二尖瓣流入左心室，再通过主动脉瓣进入主动脉，不允许血液由主动脉返流入左心室。左心房和左心室的血液是经过肺循环吸足了氧气，由暗红变成了鲜红色，经主动脉供全身组织细胞使用，所以左心又称"动脉心"。

心脏每分钟跳动约 75 次，每次心跳搏出的血液量为 70ml，1 分钟就可搏出血液 5250ml。血液的比重为 1.06，这样一侧心室每分钟搏出的血液为 5.6kg。两侧心室则每分钟搏出的血液为 11.2kg。一小时两侧心室搏出量为 630L、672kg，大约是成人体重的 10 倍，24 小时两侧心室搏出血液约重 16t。

小小的心脏为什么有这样强大的工作能力呢？首先，心脏的起搏传导系统发放冲动很有规律，很有节奏，使心房先收缩，心室后收缩，既不会同时收缩，也不会反过来。其次，心肌正在收缩的时候，无论多么强大的刺激，它都不会发生反应。只有舒张松弛时才会接受刺激而收缩。第三，心肌收缩很有力，和它的工作遵守着整体一致有关。"全或无定律"，不仅说明心脏善于工作，也很会休息。心脏一缩一舒叫一个心动周期，约 0.8 秒。其中心房收缩期 0.1′，舒张期 0.7′，心室收缩期 0.3′，舒张期 0.5′，可以说，心脏工作方

三部六病导论　第二章　生理篇

式非常节约，以一半以上的时间在休息，一天24小时，工作时间不到9小时，休息15小时，正因为如此，心脏才保持着强大的工作能力，使血液循环永不停息。

②心电——生命之火

自动节律性放电，是心脏内自律组织所特有的现象。心脏的自律组织包括窦房结、心房传导组织（结间束和房间束）、房室瓣膜内的心肌纤维、房室交界组织（房室结）、心室传导组织（房室束支及浦金野氏纤维）。这些特殊自律组织内含有自律细胞，可以自动地、按时地、有节奏地发放电冲动，这正是自律组织共同的生理特点。

在窦房结内有三种细胞，又有许多细长的纤维纵横交错。其中有一种大多角形细胞，是真正的起搏细胞，因为它放电很有节奏，与心脏的搏动相吻合，每分钟可以自动地、有节律地发生兴奋100次以上。其兴奋频率最高，远远超过心脏其他组织的兴奋频率。因此，正常情况下，心跳频率是由窦房结控制的，所以称为"窦性心率"。

③心脉——冠状循环，生命之油

心脏是全身血液循环的动力器官，体积小，力量大，适应能力强，能量消耗多。心脏搏出血液供给全身的需要，心脏本身的营养则由冠状动脉供给。

冠状动脉有左右两条，从主动脉根部分出来，然后，又分成小分支，像蚯蚓一样盘绕在心脏外面，再分成无数小支，进入心脏肌肉内。营养物质和氧气就通过这些复杂、密集的血管网送到心脏。心肌细胞吸取氧和营养物质，鲜红的动脉血变成了暗红的静脉血，汇合成大的冠状静脉，并不流回腔静脉，而是直接流进右心房中。冠状循环虽然很短，血流量却很大，安静的时候，通过冠状循环的血流量，大约占心脏输出量的1/20。心脏的重量一般只有260g左右，1分钟流入冠状动脉的血流量几乎等于心脏本身的重量，体力劳动和运动的时候，心输出量可以增加4～5倍，甚至达到每分钟30L。冠状动脉的血流量也可以增加4～5倍以上，每分钟超过1200ml，是心脏本身重量的5倍以上。心脏工作量越大，需要的能量越多，冠状血流量也越多。实际上，如果冠状动脉循环正常，无论怎样剧烈运动，心脏本身也不会缺乏营养物质和氧气，即心脏不会饥饿。因为冠脉循环血流量大，心脏本身又是一个"杂食"器官，脂肪酸、葡萄糖、乳酸、氨基酸等，心肌都能够利用以产生能量。

④血管系统——生命之河

血管系统是血液流通的管道，是氧气和营养物质运输的"河流"。它日夜繁忙，川流不息，保证新陈代谢顺利进行，维持人体正常的生命活动。

心脏是血液循环的动力和枢纽。心脏有力地收缩，搏出血液，推动血液前进，血液首先进入主动脉，再流向全身所有的器官和组织。由于血液有惰性，心脏收缩的时间又短，动脉血管中还充满着血液，所以心脏喷出的血流不可能流得太远，它只是推动血液走了"第一步"。血液继续向前流动，主要靠血管壁的弹性，所有的动脉血管壁都有弹性，都在帮助心脏推动血液前进。当一段动脉壁收缩时，就把血液压到前一段，当前一段血管壁也收缩时，血液又被压到更前一段。血管壁的扩张和收缩就这样一段接一段地传下去，使血液流过很远的距离，一直流到身体的最远处。静脉中的血液流动，主要靠压力差流动。这种压力差的形成是由多种因素产生的，其中静脉中的静脉瓣，可以防止血液倒流。

心脏有节律地收缩和扩张，主动脉内的压力亦一升一降，传递到动脉壁也相应出现一次扩张与回缩的搏动，称为脉搏。祖国医学对脉搏有深刻的研究，用于临床诊断的叫"切脉"或"脉诊"。几千年来积累了非常丰富的经验。脉搏直接反映着心脏和血管的功能，并与其他脏腑功能有密切的关系。

当心脏收缩时，血液由心脏喷入主动脉中，使主动脉中血量突

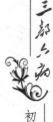

然增加，产生了很大压力，这种压力一部分推动血液向前流动，另一部分向侧面压迫血管壁，使之扩张。这时的压力叫收缩压或"高压"。心脏舒张时，不再喷出血液，血流只能依靠血管壁的弹性回缩力量继续向前流动，这种压力叫舒张压或"低压"。收缩压与舒张压之差叫脉压差。影响血压的因素有三个，首先是心脏的搏出量，其次是血管壁的弹性和张力，第三除心脏血管外，在血管内流动着的血液，即循环血量对血压的高低也有明显影响。

⑤心脏与大脑

心脏的跳动，不受大脑支配，心脏有自己的起搏传导系统。另外，心脏血管系统的活动，同时还受到神经系统的控制。心脏起搏点每分钟自动地、有节律地发出 100 多次的电冲动，但正常人每分钟的心率通常只有 70 次左右，这是因为正常人窦房结的电冲动频率经常受迷走神经抑制。迷走神经的这种抑制作用使心跳减慢，相反，如果交感神经兴奋性增加（情绪激动或运动），则通过窦房结使心跳加快。可见，心脏的起搏传导系统经常受交感和迷走神经影响。

脑循环的毛细血管内皮细胞相互接触紧密，并有一定重叠，管壁上没有小孔。另外，毛细血管和神经元之间并不直接接触，而为神经胶质细胞所隔开。这一结构特征对于物质在血液和脑组织之间的扩散起着屏障的作用，称为血—脑屏障。

2. 三部之间的关系　三部之间的联系和统一是在自上而下四腔之中完成的，表部和枢部关联于胸腔，在胸腔形成了表枢之间的统一（血氧的统一）；里部和枢部关联于腹腔，在腹腔形成了里枢之间的统一（血食的统一）；表部和里部关联于盆腔，在盆腔形成了表里的统一（血尿的统一）；三部的统一完成于颅腔。

（1）表部和枢部的关系：血氧屏障是由肺泡壁和肺毛细血管壁构成的。肺泡壁非常薄，肺毛细血管壁也非常薄，总厚度不到 4‰ mm，而且薄壁上还有小孔。气体分子进进出出是非常容易的，连接在细支气管末端上的肺泡像一串串葡萄，数量极大，大约有 7.5 亿个，将全部肺泡壁展平，连成一片，面积大约有 $100m^2$。另外，肺泡与肺毛细血管中氧和二氧化碳的分压差较大，氧和二氧化碳的扩散极为迅速，仅需约 0.3 秒，即可达到平衡，通常情况下血液流经肺毛细血管的时间约 0.7 秒，所以当血液流经肺毛细血管全长约 1/3 时，已经基本完成交换过程，所以血液在肺部停留的时间虽短，但由于可以进行气体弥散的表面积非常大，足可以充分完成气体交换作用。通过肺循环，血和氧得到了充分的接触和统一。

（2）里部与枢部的关系：肝脏在人体生命活动中占有十分重要的地位，是体内最主要的代谢器官之一，也是体内最大的消化腺。人们称肝脏为"物质代谢中枢"，体内最大的"化工厂"。肝脏具有独特的循环系统——肝肠循环。门静脉是肝的机能血管，其血流量占肝内总血流量的 70% ~ 75%，主要收集来自消化管道的静脉血，血液内含有丰富的营养物质，输入肝内，供肝细胞的加工和贮存。肝动脉是营养肝脏的血管，血液中富含氧，其血流量占肝内血流量的 25% ~ 30%。由于入肝血管有门静脉和肝动脉的双重血液供给，所以每小时通过肝脏的血液总量达 100L。肝脏血液供应的这种特点，使它可以获得大量的营养物质和充分的氧气，创造了进行物质代谢的良好条件。肝细胞的代谢产物除可以由肝静脉运出外，亦可以从胆道排出。

肝脏在糖代谢中占有重要的地位，血糖进入肝脏后可氧化供能，亦可合成肝糖原贮存于肝内，又可以转化成脂肪或葡萄糖酸。肝脏最重要的作用是维持血糖浓度的相对恒定，保证全身特别是脑组织的糖供应。肝脏对血糖的调节，主要通过肝糖原的合成与分解以及糖异生作用两个环节来实现。肝脏制造和分泌胆汁，促进脂类的消化吸收，同时也是脂肪酸合成、分解和改造的主要场所，也是磷脂合成的主要场所，也是胆固醇合成的重要场所。肝脏也是合成蛋白质的重要器官，也是氨基酸分解的主要场所，还是尿素合成的唯一器官。另外，肝脏在胆红素的代谢中起着重要作用，此外，肝脏也

参与维生素、激素代谢。肝脏还具有解毒和排泄功能，也是贮藏血的器官，具有调节血容量的作用。所以里部与枢部通过肝脏这个血食屏障，完成了血食的转化和配供，实现了血食的统一。

（3）表部和里部的关系：肾是维持机体内环境相对稳定的最重要器官之一。肾单位是肾的基本功能单位。它与集合管共同完成泌尿功能。人的两侧肾约有 170～240 万个肾单位，每个肾单位包括肾小体和肾小管两部分。肾小体包括肾小球和肾小囊两部分，肾小球是一团毛细血管网，其两端分别与入球小动脉和出球小动脉相连。出球小动脉再次分成毛细血管网，缠绕于肾小管和集合管的周围。所以肾血液供应要经过两次毛细血管网，然后才汇合成静脉。肾的血液供应很丰富，正常成人安静时每分钟有 1200ml 的血供，血液流过两侧肾，相当于心输出量的 1/5～1/4，其中约 94% 的血液分布在肾皮层。

循环血液经过肾小球毛细血管时，血浆中的水和小分子溶质，包括少量分子量较小的血浆蛋白，可以滤过肾小囊的囊腔而形成滤过液。人两肾每天生成的肾小球滤过液达 180L，而终尿仅为 1.5L 左右，表明滤过液中约 99% 的水被肾小管和集合管重吸收，只有约 1% 被排出体外。不仅如此，滤过的葡萄糖全部被肾小管重吸收回血，钠、尿素等被不同程度地重吸收，肌酐、尿酸和 K^+ 等还被肾小管分泌入管腔内。实验说明，无论肾小球滤过率或增或减，近球小管是定比重吸收的，即近球小管的重吸收率始终占肾小球滤过率的 65%～70% 左右，这种现象称为球—管平衡。尿的渗透浓度可由体缺水或水过剩等不同情况而出现大幅度的变动。当体缺水时，机体将排出渗透浓度明显高于血浆渗透浓度的高渗尿，即尿被浓缩。而体内水过剩时，将排出渗透浓度低于血浆渗透浓度的低渗尿。正常人尿液的渗透浓度可在约 50～1200mosm/kgH$_2$O 之间波动。肾的浓缩和稀释能力，在维持体液平衡和渗透压恒定中有极为重要的作用。尿的生成是个连续不断的过程。持续不断进入肾盂的尿液，由于压力差以及肾盂的收缩而被送入输尿管。输尿管中尿液则通过输尿管的周期性蠕动而被送入膀胱。但是，膀胱的排尿是间歇地进行的。尿液在膀胱贮存并达到一定量时，才能引起反射性排尿动作，将尿液经尿道排出体外。

《素问·经脉别论》说："饮入于胃，游溢精气，上输于脾，脾气散精，上归于肺，通调水道，下输膀胱，水津四布，五经并行。"《素问·灵兰秘典论》也说："三焦者，决渎之官，水道出焉。"从以上论述可以看出，体液代谢依赖于里部的"脾气"上升和表部的"肺气"肃降，最后到达肾，形成尿液经膀胱排出体外。肾脏是表部功能和里部功能的统一。盆腔是这个功能实现的场所。

（4）三部的统一：三部统一于气血。微循环存在于三部之中的各个组织、器官。典型的微循环由微动脉、后微动脉、毛细血管前括约肌、真毛细血管、通血毛细血管、动—静脉吻合支和微静脉等部分组成。毛细血管壁由单层内皮细胞构成，外面有基膜包围，总的厚度约 $0.5\mu m$。在细胞核的部分稍厚，内皮细胞之间相互连接处存在着细微的裂隙，成为沟通毛细血管内外的孔道。人体全身约400亿根毛细血管，每根毛细血管的有效交换面积为 $22000\mu m^2$，全身毛细血管总的有效面积将近 $1000 m^2$。中医有"身有多大，心有多大"之说，这一功能的完成，要靠微循环系统来实现。

脑为髓之海，精明之府，三部的统一协调要靠神经系统来完成。脑为三部进化的产物，是三部的统一体。脑把机体各种功能和结构整合在一个统一体中。

第四节　经脉学说的理论渊源

经脉学说是祖国医学理论体系重要的组成部分。它不仅是针灸、

121

三部六病导论　第二章　生理篇

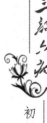

推拿、气功等学科的理论基础，而且对指导中医临床各科，均有十分重要的意义。经络学说完成于《内经》，它"内属于脏腑，外络于肢节"（《灵枢·海论》），是运行全身气血、联络脏腑肢节、沟通上下内外的通路。

三阴三阳即六气、六时，是"六爻之动，三极之道"在阴阳学说中的延续和推演，是四时阴阳理论进一步的发展。

一、四时与阴阳

《素问·四气调神大论》说："夫四时阴阳者，万物之根本也，所以圣人春夏养阳，秋冬养阴，以从其根。"本篇把四时、阴阳、脏器对应为：

春——温、少阳、肝

夏——热、太阳、心

秋——凉、太阴、肺

冬——寒、少阴、肾

《素问·六节脏象论》的配属与《四气调神大论》相同。《素问·金匮真言论》把一天分为四时，并与阴阳相对应。《灵枢·营卫生会》同样把一天分为四时："日中而阳陇，为重阳，夜半为阴陇为重阴，故太阴主内，太阳主外，各行二十五度，分为昼夜……夜半后而为阴衰，平旦阴尽而阳受气矣……日西而阳衰，日入阳尽而阴受气矣。"

二、三阴三阳与六时

《素问·天元纪大论》："阴阳之气，各有多少，故曰三阴三阳也。"三阳中，太阳为初生之阳，始于平旦，少阳为最盛之阳，应于日中，阳明为衰减之阳，应于日西。三阴中，太阴为初生之阴，始于合夜，少阴为最盛之阴，应于夜半，厥阴为将尽之阴，终于平旦。根据《至真要大论》对阳明、厥阴的命名，二阳相合为阳明，二阴交尽为厥阴，故阳明当为衰减之阳，应于日西，少阳为最盛之阳，应于日中。

三、三阴三阳与天地之六气

《素问·至真要大论》说："六气分治，司天地者。""厥阴司天，其化以风，少阴司天，其化以热，太阴司天，其化以湿，少阳司天，其化以火，阳明司天，其化以燥，太阳司天，其化以寒。"以上论述存在错误，天之六气，厥阴、少阴、太阴、阳明、少阳、太阳与地之六气，风、热、湿、火、燥、寒的对应关系与实际相悖，故《素问·六微旨大论》又来了个本标中气说来自圆其说。造成其错误的原因可能是历法的错误与太阳回归年的不一致。所以将天地之六气修改为图2－10。

123

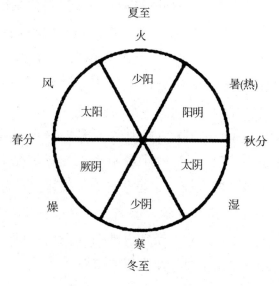

图2－10　天地六气对应关系

四、三阴三阳与六经

经络的发现是古代针灸学家和养生学家共同实践和修炼的结果。腧穴的发现和治疗主要是针灸学家的贡献，经络的循行主要是养生学家内景返观的结果。把点连成线，合二为一形成体系则是古代医

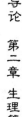

学家根据《周易》中"六爻之动，三极之道"的"三阴三阳"六气的框架完成的。

1. 经络学说的形成和发展 从长沙马王堆汉墓出土的帛书《阴阳十一脉灸经》《足臂十一脉灸经》两篇可以看出经络学说的形成和发展经历了三个阶段。在各脉的排列次序方面《足臂》是根据先足脉后手脉的原则排列的。在《灵枢·经脉篇》中不仅考虑了手足阴阳的特点，而且补充了各脉之间的表里配合关系，与脏腑结合在了一起。在《足臂》和《阴阳》二篇中，每条脉的循行各自独立，互不相干。《经脉》提出了各脉依次衔接，构成了"经脉流行不止，环周不休"（《举痛论》）、"如环无端……终而复始"（《动输篇》）的概念。

《足臂》《阴阳》两书已把全身十一条经脉按阴阳两大类分别命名，但尚没有和五行学说联系起来。说明五行学说晚于"三阴三阳"即六气说。另外，两灸经都没有直接在脉名上附加以脏腑的名称，说明经络的产生和形成没有受脏象学说的影响，或者较脏象学说要早。

《灵枢·本输篇》《灵枢·阴阳系日月》全部只有十一经脉名称，独缺"手厥阴经"，可见"手厥阴经"一脉是在十二脉中最晚形成的。在《灵枢·经脉篇》中虽然将十一条脉扩充为十二条经脉，但是还没有"络脉"和"孙脉"等名称，更没有"经别""经水""经筋"等提法。至于在十二经脉以外的"奇经八脉"等名称，应当都是在十二经脉基础上进一步发展的结果。

表2-2　脉的名称和数目的演化关系

书名	足臂十一脉灸经	阴阳十一脉灸经 甲乙丙本	灵枢·经脉篇
脉的总名	温（脉）	眽（脉）	经脉
各脉的名称均依原书顺序编号	足泰阳温	足钜阳眽	肺手太阴之脉
	足少阳温	（足）少阳眽	大肠手阳明之脉
	足阳明温	（足）阳明眽	胃足阳明之脉
	足少阴温	肩眽（臂泰阳）	脾足太阴之脉
	足泰阴温	耳眽（臂少阳）	心手少阴之脉
	足卷（厥）阴温	齿眽（臂阳明）	小肠手太阳之脉
	臂泰阴温	（足）太阴眽	膀胱足太阳之脉
	臂少阴温	（足）厥阴眽	肾足少阴之脉
	臂泰阳温	（足）少阴眽	心主手厥阴心包之脉
	臂少阳温	臂钜阴眽	三焦手少阳之脉
	臂阳明温	臂少阴眽	胆足少阳之脉
			肝足厥阴之脉
全部脉数	共11脉	共11脉	共12脉

表2-3　脉的循行方向

书名		足臂十一脉灸经	阴阳十一脉灸经	灵枢·经脉篇
手（臂）部	阴脉	由手→胸胁	由手→胸（或臑月需）	由胸→手
	阳脉	由手→头	由手→头（肩脉相反，由头→手）	由手→头
足部	阳脉	由足→头	由足→股、头	由头→足
	阴脉	由足→股、腹	由头→腹（足太阴脉相反由少腹→足）	由足→胸

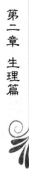

三部六病导论　第二章　生理篇

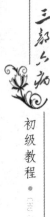
2. 六经的气血多少

《素问·血气形志篇》的论述为：

太阳——多血少气　　少血多气——少阴

少阳——少血多气　　多气少血——厥阴

阳明——多气多血　　多气多血——太阴

本篇的论述少阴、厥阴皆为少血多气，当有误，厥阴当改为多血少气。

《灵枢·十二经水》的论述为：

阳明——多气多血　　多血少气——太阴

太阳——多血多气　　少血多气——少阴

少阳——少血多气　　多血少气——厥阴

本篇论述与上篇出入较大，太阳多血多气和太阴多血少气应该是错简倒位，应互换为太阳多血少气，太阴多气多血。这样修改后的排列当为：

太阳——多血少气——厥阴

少阳——少血多气——少阴

阳明——多气多血——太阴

3. 六经的开合枢　《素问·阴阳离合论》说："是故三阳之离合也，太阳为开，阳明为合，少阳为枢……三阴之离合也，太阴为开，厥阴为合，少阴为枢。"开主外出，合主内入，枢主内外出入。《灵枢·根结》也有同样的论述："太阳为开、阳明为合，少阳为枢；太阴为开，厥阴为合，少阴为枢。"从开合枢的角度阐述了疾病的病机。张景岳说："此总三阴为言，亦有内外之分也，太阴为开，属阴分之表也，厥阴为合，属阴分之里也，少阴为枢，属阴分之中也。"

太阳——开———合——厥阴

少阳——枢———枢——少阴

阳明——合———开——太阴

六经的开合枢是《周易》中"一阴一阳之为道"一分为二对立统一法则的集中体现。

4. **现代经络实质研究** 经络的实质是维持人体各层次（器官、组织、细胞……）代谢水平梯度分布使之处于稳态量子化的点线结构。经络和穴位具有独特的生物电磁特性。经络感传具有特定的信息内容，即经络是气血运行的通道。经络并非连续结构而是量子化的。1978年以来，逐渐发现人体细胞间组织内充满各种各样的"微小管"。这些微小管大致直径约为100Å，长度200Å左右，类似液晶，但通常处于杂乱无章的状态，只是在外力作用下能趋向有序化。由于人体各部位，各层次的代谢水平不同，自然形成了能量——信息场的梯度差别，这种差别足以使相邻组织的微小管沿阻抗最小方向取向而有序化，并形成量子化的通道。

经络的不连续量子化状态，取决于组织间微小管的取向程度，而这一点取决于人体代谢梯度的形成。因此，经络存在于活的人体生命，一旦生命结束，尸体各点能量状态完全相同，这种代谢梯度自然归于零。所以尸体解剖时找不到相应的经络结构的组织。

5. **经络学说存疑** 首先，经络不只是六经，即手足三阴三阳十二经络，而是二十条经线。其次，六经与脏腑之间的络属关系有待进一步落实和验证。经络之间的表里关系是否存在？因为建立在脏腑之上的表里关系本身就存在许多问题。第三，六经之间的衔接关系，如环无端，终而复始没有事实依据。

五、六经与《内经》中的三部、三焦

《内经》中所提到的"三部"，是指躯体的三个部位，即天、地、人（上、中、下）。其与六经密切相关，头为天，足为地，手为人，以经络的循行为依据。《灵枢·百病始生》上说："夫百病之始生也，皆生于风雨寒暑，清湿喜怒。喜怒不节则伤脏，风雨则伤上，清湿则伤下，三部之气，所伤异类。"

《灵枢·营卫生会》对上、中、下"三焦"的论述也没有脱离开经络的束缚。三焦实际上是对胸腔、腹腔、盆腔三种功能的表述，上焦主心肺，运气血，中焦主胃肠，司饮食，下焦主肾脏和生殖，化水精。焦为火热之感，聚集之所，人称三焦为水火之通道。三焦的概念是经络学说的产物，与气功的修炼有关，六经的起止部位均在躯体的中心——头、胸、腹、盆四腔，与气功的"丹田"说是一致的。之所以形成混乱，就是因为拘泥于"三"这个神秘的数字。气血的"集散地"是由机体的"四腔"完成的，而不是"三焦"。

第五节　五行学说与脏象学说的缺陷

一、形而上学的机械整体观

五行学说是在"五运"即五季基础上发展起来的一种"时空观"。五行学说虽然也讲相互联系和整体思想，但究其量只能是形而上学的机械整体观。另外那种金木水火土的取象比类于脏腑及宇宙万物，违背了"异类不比"的逻辑原理，同时也不符合生命自身的规律。

二、结构和功能的脱离

功能是一定结构的功能，一定的结构产生一定的功能，结构和功能是统一的、不可分割的。在脏象学说中，脏是结构，象是功能，然而脏象基本上是分离的，有些内容甚至是荒谬的。

基于五行学说和脏象学说存在的问题，提出以下看法：

第一，还原论。把各脏腑功能依据现代科学的认识使结构与功能统一。

第二，有机性。脏腑之间的联系要在系统论有机关联原则基础上，尽可能以现代生理、病理为依据，并进一步研究。而不是以机械五行关联来说明和解释脏腑之间的联系。

第三，脏腑之间的表里关系是建立在经络基础之上的，而这种关系是模糊的，不可靠的。因此，必须突破这种形而上学的机械关联。

第六节　六时与人体生理

生命和物质的形态不管怎样有规律地变化，都离不开时间和空间。生命的节律不仅存在于空间，而且也是时间的产物。人体与生物体一样存在的有近似时钟式的结构，指挥着机体有节律性的运动变化。生物体内的时间节律与自然界四季寒暑、月亮圆缺，昼夜更替相协调和适应，并能在最适宜的时间或季节内调动机体内器官去完成一定的预期活动，人具有适应外环境变化的内在能力。

古人以太阳出没的周期作为"日"的时间单位，以月亮盈亏周期作"月"的时间单位，以太阳在天球轨道上循行的周期为"年"的时间单位来说明自然界与机体随日、月、年节律运动变化的周期性。

"人以天地之气生，四时之法成"，天指时间，地指空间，人是时空的产物。因此四时与人的生理变化密切相关。所以"圣人春夏养阳，秋冬养阴，以从其根，故与万物沉浮于生长之门。逆其根，则伐其本，坏其真矣"。正常的节律春生、夏长、秋收、冬藏，如违背了这个节律则会出现时令性疾病。即使在一日之内，也有"平旦

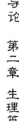

三部六病导论　第二章 生理篇

人气生，日中而阳气隆、日西而阳气已虚，气门乃闭"。所以"暮而收拒，无扰筋骨，无见雾露"。以应天之阴阳变化，违背了这个规律则"形乃困薄"，使身体受到损害。

一、人体阳气节律与太阳日周期同步

人体睡眠——觉醒节律及与此相关的一系列生理指标如体温、脉搏、血压、血液中的多种成分的含量，都与日周期同步，呈现24小时为周期变化，这是阳气的节律。

现代研究表明：亥时至子时体内多种功能处于低潮，体内进入抑制阶段，是夜班出差最多的时候，子时至丑时，身体处于最紧张的代谢状态，是24小时中最为困乏的时候。丑时至寅时，身体大部分功能处于抑制状态，是通宵工作者效率最低阶段。寅时至卯时，人体调节力差，是风寒感冒发病最高峰。卯时至辰时，性激素产量最高。辰时至巳时，注意力和记忆力最好，工作效率最高。巳时至午时，身体对酒精最敏感。午时至未时，体内激素变化激烈，人感到疲倦。未时至申时，体内代谢处于高峰，青年人脸部红润，身体出汗。申时至酉时，嗅觉、味觉敏锐，体力、耐力增强。酉时至戌时，情绪不稳。戌时至亥时，脑力活跃。

这里所指时辰应该是当地时间和自然天时，而不是北京时间和钟表时间。

二、月相与人类的生殖周期

月经的终始在时间的分布上有一定的规律。月经节律与朔望月周期呈现同步效应。《灵枢·岁露论》说："人与天地相参也，与日月相应也。故月满则海水西盛，人血气积，肌肉充，皮肤致。""至其月廓空，则海水东盛，人血气虚，其卫气去，形独居，肌肉减，皮肤纵。"《素问·八正神明论》也说："月始生，则气血始精，卫气始行。月廓满面则血气实，肌肉坚，月廓空，则肌肉减，经络虚，卫气去，形独居。"人体阴血的消长与太阴月周期相适应。生理节律的形成，是生物对自然环境的适应及物种遗传的结果。人类的生殖周期以月周期为节律，平均28天。

三、人体体力、情绪、智力三个周期

根据现代时间生物医学的研究发现，人的情绪、行为、病证、气感的起伏中存在着体力、情绪、智力三个不同周期性变化。其中体力周期为23天，情绪周期为28天、智力周期为33天。智力周期和体力周期的平均周期（33＋23）÷2＝28天，28天是月节律的平均值，一个朔望月等于29.53059天，一个近点月等于27.55455天，平均则是28天。

古人把月节律即28天称为"正子时"，指外在的周期变化，把人体生物节律称为"活子时"，指内在的周期变化，两者相关，而又不同步。即每个人的生物节律并不等同于月节律。追求正子时与活子时同步是养生家修炼的关键，即"天人合一"。

1. 体力周期 又称体生命周期，为23天，根据德国威尔赫姆的提法是雄性细胞作用的结果。它在体力、抵抗力方面起重要作用。

2. 情绪周期 又称月周期，即魂生命周期，它在心理行为变化中起着主要作用，德国医学家威尔赫姆认为这是由于雌性细胞作用的结果，人的情绪，主要由气机的升降开合的畅达与否来决定。情绪周期是气的运动周期，它反映了气的运动情况。

3. 智力周期 奥地利心理学家发现人的智力周期为33天。人的智力，主要是心神的神明变化，智力周期主要反映神志的运动周期和心神的情况。

人的三个生命周期反映了精、气、神三种生命的活动规律，周期一个比一个长，频率一个比一个慢，层次一步比一步深，境界一层比一层高。

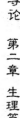

四、人类的生长节律

人生的过程是一个阴阳消长的过程，是一个生长壮老已的过程。《素问·上古天真论》说："上古之人，其知道者，法于阴阳、和于术数，饮食有节，起居有常，不妄劳作，故能形与神俱，尽终其天年，度百岁乃去。"

1. 七七八八配属人生（《素问·上古天真论》）

表2－4　七七八八配属人生

性别	年龄	生理特点	生命表现
女子	七岁	肾气盛、齿更发长	
	二七	天癸至、任脉通、太冲脉盛、月事以时下	有子
	三七	肾气平均、故真牙生而长极	
	四七	筋骨坚、发长极、身体盛壮	
	五七	阳明脉衰、面始焦、发始堕	
	六七	三阳脉衰于上	
	七七	任脉虚、太冲脉衰少、天癸竭、地道不通	形坏无子
男子	八岁	肾气实、发生齿更	
	二八	肾气盛、天癸至、精气溢泻、阴阳和	有子
	三八	肾气平均、筋骨劲强、真牙生而长极	
	四八	筋骨隆盛、肌肉满壮	
	五八	阳气衰、发堕齿槁	
	六八	阳气衰竭于上、面焦、发鬓斑白	
	七八	肝气衰、筋不能动、天癸竭、精少肾衰	形体皆极
	八八	齿发去、五脏皆衰、筋骨解堕、天癸尽、发鬓白、身体重行、行步不正	无子

2. 百岁天年配属人生（《灵枢·天年》）

表 2-5　百岁天年配属人生

年岁	生理特点	生命表现
十岁	五脏始定、血气已通、其气在下	好走
二十	血气始盛、肌肉方长	好趋
三十	五脏大定、肌肉坚固、血脉盛满	好步
四十	五脏六腑、十二经脉皆大盛平定	好坐
五十	肝气始解、肝叶始薄、胆汁始惰	月始不明
六十	心气始衰、血气懈惰	好卧
七十	脾气虚	皮肤枯
八十	肺气衰、四脏经络空虚	言善误
九十	肾气焦、四脏经络空虚	
百岁	五脏皆虚、神气皆去	形骸独居而终

3. 以十二消息卦配属人生　以坤、复、临、泰、大壮、夬、乾、姤、遁、否、观、剥十二消息卦以配属人生百岁。

4. 以六时（气）配属人生　人体的一生存在一个气血阴阳升降盛衰的运动。以 6 年为一小运，12 年为一中运，36 年为一大运，72 年为一周运。人的天年应该是两周运 144 年。

0 ——→6　童年 ——→12　少年 ——→18　青年 ——→24 ——→ 30　壮年 ——→36 ——→ 42　中年 ——→48

幼年

——→ 54　老年 ——→ 60　晚年 ——→66 ——→ 72　古稀之年 ——→天年 144 岁

0～12 岁，为太阳所主，为一阳生；12～24 岁，为少阳所主，为二阳生；24～36 岁，为阳明所主，为两阳合明；36～48 岁，为太阴所主，为一阴生；48～60 岁，为少阴所主，为二阴生；60～72 岁，为厥阴所主，为两阴交尽。

三部六病导论　第二章　生理篇

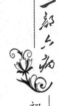
第七节　体质与气质

　　人体体质与气质是一门古老的学科，早在两千多年前，我们的祖先就注意到了人类体质与气质的问题。《灵枢·阴阳二十五人篇》按人体肤色、体形、禀性、态度以及对自然界变化反应特征将人体分为二十五种类型。《灵枢·逆顺肥瘦篇》《卫气失常篇》《寿夭刚柔》《灵枢·通天》《素问·血气形志》等以不同分类方式对人体的体质和气质进行了划分。

　　在西方医学史上，人体体质与气质学也源远流长，自公元前400年Hippocrates（希波克拉底）开始把人体分为多血质、黏液质、胆汁质、忧郁质以来，到1935年巴甫洛夫为止，体质气质学说不下30余种。美国学者Huter1880年第一个将体质与胚层发育结合起来以后，经Sheldon发展，这一学说在西方成为主导学说。它的缺点在于只采取"优势"划分，而忽略了另一方面"劣势"。我们采用"优劣势"划分法，使用"病理体质气质"这一概念，更有利于指导临床实践。

一、体质

　　《灵枢·卫生失常》说："必先别其三形、血之多少、气之清浊而后调之，治无失常经。"

　　1. 体质（正内脏平衡性）　　四肢及肌肉强壮，胸腔成弓形，正面观躯体是矩型的，背面观则为梯形，小的一边在下部。胸腹比例是合适的，联结肩缘与髂嵴的线是笔直的。面形是正方形或长方形的，其长轴是垂直方向。如果通过眉部及鼻子基底部画两条平行线，则可区别为三个带，即脑带、呼吸带、消化带（枢、表、里）。正常体质这些带是相称的，甚至是相等的。毛的发育正常，前发际线是直角的，眉毛较低而直，往往比较长而多，须较甚而体毛较多。

2. 病理体质 人体是由内、中、外三个胚层的组织各以不同的比例构成的。多数情况下，三胚层的发育并不是均等的，往往以某一胚层占优势，而另一胚层则占劣势。这就是为什么体质类型多表现为复合型的原因。这些类型的形成是由进化、环境、遗传等多种因素影响的结果，具有相对的稳定性。

（1）呼吸型（表阳、里阴型）

本型是以表部优势、里部劣势为特征。表现为小内脏而躯体瘦长、四肢发达，躯体之上半身较为显著，占优势。胸廓在宽与长的方面都发育较好，以致底部的肋骨与髂嵴非常靠近而几乎形成一个围绕腹部的骨性围带，其剑突角较正常质明显尖锐，胸部较腹部明显占优势。在面部呼吸带较大。因此，面部显菱形。

（2）消化型（表阴、里阳型）

以里部优势、表部劣势为特征。表现为大内脏、躯体矮胖、四肢软弱，以腹部及下颌较为显著。颈短而多脂肪，肩部较狭，斜塌向下，躯干较大，尤其是下半部、腹部较胸部突出。剑突角呈开放形、肋骨之下部分与髂嵴之间距离较远、面部的消化带较其他两带发达。

（3）脑型

以枢部的发育占优势，表现为颅大，头似乎放置在一个相对瘦小的躯体上。面部的脑带十分发达，形成一个倒置的三角形。从侧面看，其前额突出，面部的毛发较少，口与唇较小。总体看来，脑型躯体短小而呈无力的表现。分成阳脏、阴脏两种亚型。

①枢阳型（阳脏型）

本型以枢部占优势而里部占劣势为特征，以交感神经兴奋为主导。除周期的危机感外，表现为强烈的腹泻倾向或便秘。心动过速、

135

三部六病导论 第二章 生理篇

高血压以及皮肤干燥、面部潮红，突然的或被动的神经痛。具有过度运动与工作的能耐，常做些无用的活动。常有震颤及失眠、食欲过盛，但体重并不因此而增加，常表现为暴力型，易怒、敏感、缺乏自我控制，易于奢望，伴有间歇性的忧郁症。

②枢阴型（阴脏型）

以枢部占优势而表部占劣势为特征，以迷走神经兴奋占主导。表现为呼吸缓慢、唾液较多、不自觉出汗、四肢较湿、皮肤一般较苍白而冷、体力较差、易于疲劳、嗜睡、易增加体重等。多出现消化系统和心血管系统紊乱。其心理特征为压抑、犹豫、胆怯、冷淡、悲伤、伴有一些晦暗的思想、害怕得重病及悲观主义。

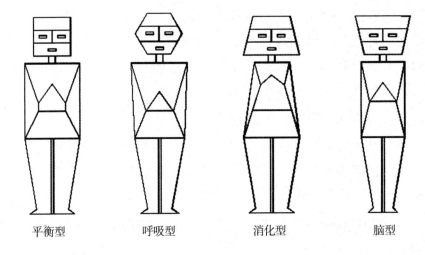

平衡型　　　　呼吸型　　　　消化型　　　　脑型

图 2 - 11　病理体质分型示意图

3. 体质与气质的关系

（1）呼吸型：其特征为精力旺盛、好动、爱运动、不易疲劳，表部占优势。多伴精神分裂症型人格。

（2）消化型：全身比较松弛，爱舒服奢侈的环境，择美食、易于社交、富于同情心，具有昂扬与抑郁更替循环的一种气质，显躁狂、抑郁型病理改变。

（3）脑型：内向性，极端型者具有强烈的抑制性控制能力，不易受别人鼓动，对噪音比较敏感。不爱热闹，在集体中感到不适意，易孤独，在临床上多表现为过敏症、皮肤病、慢性消耗性疾病及失眠等症。

4. 经典体质划分

（1）表阳体质：表部发育占优势。

（2）枢阳体质：枢部发育占优势。

（3）里阳体质：里部发育占优势。

（4）表阴体质：表部发育处于劣势。

（5）枢阴体质：枢部发育处于劣势。

（6）里阴体质：里部发育处于劣势。

二、气质

《论语·子路》中孔子把气质分为"狂""狷""中行"三类，说："不得中行而分之，必也狂狷，狂者进取，狷者，有所不为也。"《灵枢·论勇》分为勇、怯两类。《灵枢·通天》分为太阴、少阴、太阳、少阳、阴阳和平"五态"。《素问·血气形志》把人与七情结合分为"五形志"，并认为气血多少的差异是形成气质的物质基础。西方对气质的划分颇为详细。美国学者 Sheldon 创立的胚叶起源说的个性理论，强调体质和气质类型的相关性。他认为："人格气质是复杂的环境因素作用于具有先天本能的体质以后的产物。"

1. 正常气质

态度从容，尊严而又谦谨。有品而不乱，喜怒不形于色，居处安静，不受物感，无私无畏，不患得患失，不沾沾自喜，不忘乎所以，能顺应事物发展规律。是一种有高度平衡能力的表现。

2. 病理气质

（1）阳亢型

傲慢、自用、主观、冲动、有野心、有魄力、任性而不顾是非，暴躁易怒，不怕打击，刚毅勇敢、激昂、有进取心、敢坚持自己的

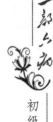

观点、敢顶撞他人。

《灵枢·通天》说："太阳之人，居处于于，好言大事，无能而虚说，志发于四野，举措不顾是非，为事常自用，事虽败而常无悔。"

（2）抑郁型

外貌谦虚，内怀疑虑，考虑多，悲观失望，胆小，阴柔寡断，与人保持一定距离，内省孤独，不愿接触人，不喜欢兴奋的事，不合时尚，保守自私，先看他人之成败而定自己的动向，不肯带头行事。

《灵枢·通天》："太阴之人，贪而不仁，下齐湛湛，好内而恶出，心抑而不发，不务于时，动而后之。黮黮然黑色，念然下意，临临然长人，䐃然未偻。"

（3）多变型

好社交、善交际、开朗、敏捷、乐观、轻浮易变、机智、动作多、随和、漫不经心、喜欢谈笑，不愿静而愿动，朋友多，喜文娱活动，做事不易坚持。

《灵枢·通天》："少阳之人，谛好自贵，有小小官则高自宜，好为外交，而不内附，立则好仰，行则好摇，其两臂两肘，则常出于背。"

（4）黏液型

冷淡沉静，心有深思而不外露，善辨是非能自制，警惕性高，有嫉妒心，柔弱，做事有计划，不乱说，不轻举妄动，谨慎细心，稳健有持久能力，耐受性好。

《灵枢·通天》："少阴之人，小贪而贼心，见人有亡，常若有得，好伤好害，见人有荣，乃反愠怒，心疾而无恩，清然窃然，固以阴贼，立而躁险，行而似伏。"

第三章　病理篇

健康是人的身体和心理状态与其生存环境的和谐适应。它不仅是一种状态，更是一种过程。这种状态和过程有赖于机体内部结构与功能的协调，有赖于诸多调节系统对内环境稳定的维持。这种状态和过程的和谐一旦被打破，最终在人的机体上发生障碍，就产生了疾病。

第一节　病因及入侵途径

《灵枢·百病始生篇》说："风雨寒热，不得虚，邪不能独伤人。卒然逢疾风暴雨而不病者，盖无虚，故邪不能独伤人。此必因虚邪之风，与其身形，两虚相得，乃客其形。"这就是说，人之所以患病，是由于外因和内因失应形成的，二者缺一不可。现代医学把致病因素概括为：机械性的、理化性的、生物性的、第二信号。疾病无论千变万化，病因的来源逃不出这四个范畴。《素问·调经论》说："夫邪之生也，或生于阴，或生于阳，其生于阳者，得之风雨寒暑，其生于阴者，得之饮食居处，阴阳喜怒。"以上论述说明病邪入侵的途径不外乎由表而入，受之于天，从里而入，受之于地，由不表不里从枢而入，受之于人。

一、天因致病

《素问·至真要大论》说："夫百病之生也，皆生于风寒暑湿燥火，以之化之变也。"天因致病古人把它分为四时逆顺，六气失时，疠气染易。主要指气候因素，温度、湿度、气压等异常，由空气携带各种致病微生物经呼吸道或皮肤侵犯人体而发病。

二、地因致病

《素问·生气通天论》说："阴之所生，本在五味。"古人把得之饮食居处而致病的病因分为饥饱失常、饮食不洁、饮食五味偏嗜、地域环境等这些因素，它们主要通过胃肠道侵犯人体而发病。

三、人因致病

古人把人因致病分为七情、六欲、劳伤等。《素问·举痛论》说："凡百病皆生于气也，故怒则气上、喜则气缓、悲则气消、恐则气下……劳则气耗……惊则气乱……思则气结。"《吕氏春秋·贵生》说："所谓全生者，六欲皆得其宜也。"劳力过度、劳神过度、房劳过度皆可耗气伤血而致病生。

第二节 病机病理

各种致病因素进入体内而刺激机体，出现不同的病理变化，呈现出各种各样的症候群。

一、正邪相争

《素问·刺法论》说："正气存内，邪不可干。"《素问·评热病论》也说："邪之所凑，其气必虚。"邪即病邪，正即体质。体质不仅是疾病发生的内因，而且往往决定整个疾病发展过程。《医宗金鉴》说："人感受邪气虽一，因其形脏不同，或从寒化，或从热化，或从虚化，或从实化，故多端不齐也。"同一致病因素作用不同机体，可出现不同病理过程。不同的致病因素作用于机体，又可出现相似或相同的病理过程。

体质是形成"证"的物质基础之一，证是生命物质在疾病过程中具有时相性的本质反映，是一种以临床机能变化为主的整体定型反应形式。病与证大多是病因作用于机体引起的一时性的变化，体质则是机体在遗传因素的基础上形成的相对稳定的特性。

1. 体质气质致病倾向——易感性　《素问·标本病传论》说："人有客气，有同气。"客气指外邪，同气为身之本气，为体质，气质倾向，为内因。《素问·八正神明论》说："以身之虚而逢天之虚，两虚相感，其气至骨，入则伤五脏，故曰天忌不可不知。"这种易感性即同气相求。

2. 邪气的选择性——气有定舍　《灵枢·百病始生篇》说："气有定舍。"《素问·咳论》说："五脏各以其时受病，非其时各传以分之，人与天地相参，故五脏各以治时。"

病邪侵入人体，并非随意定位，而是正邪斗争的结果。机体具有自动调控的特殊功能，迫使进入人体内的病邪，根据不同的来源和形式到一定的位置。定位有两个条件：一是部位的亲和力，即易感性；一是病邪的选择性。美国纽约医学研究所诺维克在有关这方面的研究中发现"质粒"和"转位子"。他说，质粒有帮助病邪损害自体的作用。病邪侵入机体后在"质粒"的帮助下，在局部扩大影响，使病邪的致病力高出原来的十几倍。"转位子"起一种载体作

三部六病导论　第三章 病理篇

用，帮助病邪在体内转移。二者的作用相结合，一是扩大病邪，一是转移病邪。这样就把来自天因、地因、人因不同类型的病邪转化移动到不同的位置。转位子是随着一定的路线转移，这就是"路径"，它与体质、气质类型有关，即机体的易感性。定位后，质粒帮助病邪扩大势力，使机体出现不同性质的应变态势。

二、阴阳失调

各种致病因素作用于机体，形成刺激，只有两种反应，即阳性反应和阴性反应。维金斯基说："同一组织所施加同一刺激，一方面由于强度不同、频率不同，另一方面由于效应器灵活性不同，有时显兴奋作用，有时显抑制作用。"致病因素的强度和频率是机体产生阴阳二性反应的内在因素。无论是机械的、理化的、生物的，还是第二信号的致病因子作用于机体，只要刺激的强度和频率不超过机体的灵活性，就会出现兴奋性症候，呈现阳性反应，反之刺激的强度和频率超过机体的灵活性，则表现为一系列抑制性症候，呈现阴性反应。刺激有强弱，频率有快慢，只要不压制机体的正常反应，则表现为阳性反应，否则为阴性反应。这就是病邪和机体之间的阴阳变化规律。

表 2-6　病邪与机体阴阳变化规律

第一相反应（阳性反应）	第二相反应（阴性反应）
血压升高	血压降低
白细胞数增加	白细胞数减少
骨髓组织增生活跃	骨髓组织增生抑制
细胞核左移	细胞核右移
酸度升高	碱度升高
血糖升高	血糖下降
血红蛋白反应亢进	血红蛋白反应抑制
新陈代谢旺盛，分解占优势	新陈代谢减低，合成占优势
血中胆汁减少	血中胆汁增多

三、气血失常

《素问·调经论》说："血气不和，百病乃变化而生。"气血是生命活动的物质基础，气血失常，则引起全身性的病理变化。

1. **气机运行失常** 气的正常运行为升、降、出、入。情感变化是影响气机运行的主要因素。所谓怒则气上、喜则气缓、惊则气乱、思则气结。气机失常主要表现为：气逆、气郁、气乱、气陷等。

（1）气郁：即肝郁气滞，是气机郁滞不畅，形成局部或全身的气行阻滞不通，出现胀满疼痛等症。

（2）气逆：即肝阳上亢，是气机上行过逆，失于和降，出现咳逆、呃逆、呕逆，头胀目眩等症。

（3）气乱：即气机散乱，形成局部或全身的节律紊乱，功能失调。

（4）气陷：即气机升举无力，气陷于下，形成全身或局部的脏器下垂、无力、萎软，使代谢产物凝结于下。

机体在受到各种强烈因素的刺激时则出现以交感神经兴奋和垂体—肾上腺皮质功能亢进为主的一系列神经内分泌反应，以及由此引起的各种机能和代谢的改变称为应激反应。严重者可出现气闭或气脱。长时间的缓慢的刺激则可形成各种气机失常。

2. **血液运行失常** 包括血瘀和血亏两个方面。

（1）血瘀：即血液运行迟缓不畅，出现血管内凝血或血管外瘀积，表现为疼痛、肿胀、肿块、血栓形成等症。

（2）血亏：由于贫血或有效血容量减少，或缺氧，而使组织器官血流灌注不足，出现组织结构的损伤和功能障碍。严重者可出现缺血坏死，甚至出现血脱。表现为血压下降、面色苍白、皮肤冰冷、出冷汗、脉搏频繁、尿量减少和神志淡漠等，如大量出血、大量出汗、严重腹泻或呕吐、大面积烧伤所致大量血浆流失等引起血容量急剧减少。

三部六病导论　第三章　病理篇

四、水火失济

水为机体水代谢失常，火为机体炎症反应。

1. 炎症　机体在内外各种损伤因子作用下，由损伤细胞的酶分解产物诱发的防止组织损伤扩大，促进损伤部位修复的以防御为主的局部组织反应称为炎症。主要症候为：红、肿、热、痛和机能障碍。主要的病理变化包括初期的血管扩张、血管壁通透性增强和白细胞向损伤部位游出以及后期的损伤组织修复和机能恢复等反应。抗炎症药物主要作用是抑制血管通透性，抑制白细胞黏附、游走和杀菌作用，抑制肉芽组织形成，消除炎症时的疼痛和发热反应。类固醇的糖皮质激素有可的松、强的松、地塞米松，非类固醇的前列腺素合成酶抑制药如消炎痛、保泰松、阿司匹林等。

2. 水液代谢失常包括水泛、津液不足

（1）水泛：过多的水液在组织间隙或体腔中积聚称为水泛。组织间隙的水液积聚叫水肿，细胞水肿称为水化，体腔内液体过多积聚称积水或水饮，积液天长日久变浊变稠称为痰湿，血浆中的水液积聚称为水湿。

（2）津液不足：热性病或汗、吐、下伤津亡液，或久病伤阴，出现口鼻皮肤干燥、口渴引饮、肌肤毛发枯槁，称为津亏液耗。大吐、大泻、大汗等引起大量失液，使血容量下降称为脱水。

五、寒、热、虚、实的病理病机

寒、热、虚、实是疾病过程的四种基本形态和病理改变，热者寒之，寒者热之，虚者补之，实者泻之是对这四种病理改变的阻断和改善方法。

1. 寒热

哺乳动物和人类的体温相对恒定，是依赖体温调节中枢调节产热和散热的平衡来维持的，基础代谢是机体产热的基础，其中50%

以上的热能用于维持体温，其余不足50%的化学能则载荷于ATP，经过能量转化与利用，最终也变成热能并与维持体温的热量一起，由循环血液传导到机体表层并散发于体外。体温是机体进行新陈代谢和正常生命活动的必要条件。人体的主要散热部位是皮肤，大部分的热通过皮肤的辐射传导和对流散热，约占总散热量的70%，一部分热量通过皮肤汗液蒸发，约占总散热量27%。出汗是反射活动。人体汗腺接受交感胆碱能纤维支配，所以，乙酰胆碱对小汗腺有促进分泌作用。对温度敏感的感受器称为温度感受器，外周温度感受器在人体皮肤、黏膜和内脏中，温度感受器分为冷觉感受器和温觉感受器，它们都是游离神经末梢。当皮肤温度升高时，温觉感受器兴奋，当皮肤温度下降时，则冷觉感受器兴奋。温觉感受器和冷觉感受器各自对一定范围的温度敏感。皮肤的温度感受器主要调节皮肤血管舒缩活动和血流量，深部温度感受器主要调节发汗和骨骼肌的活动。正常生理情况下，血液周流不息，产热散热平衡，机体处于恒温状态。热量的分配主要靠血液的传递完成。所以血多则热，血少则寒，如果局部组织缺血则会温度下降，出现发凉、发冷感觉，如果局部组织充血则温度升高，出现发热的感觉。

（1）发热：是阳性病的病理过程和临床表现，是由于致热源作用使体温调节中枢的调定点上移而调节体温升高。发生机理为：

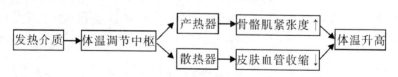

图2-12　发热发生机理

（2）恶寒：是阴性病的病理过程和临床表现，是由于体温调节中枢的调定点下移而引起的调节中枢的调节性体温下降。发生机理为：

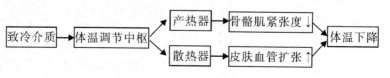

图2-13　恶寒发生机理

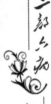

（3）寒热真假：阳性病而出现恶寒，称为真热假寒，阴性病而出现发热，称为真寒假热。

真热假寒的发生机理为：体温调定点上移，中心温度低于调定点，唤起的调温反应。临床表现为恶寒、寒战、"鸡皮"和皮肤苍白甚至于手足冰冷、发凉。发冷或恶寒是由于皮肤血管收缩使血液减少所致，寒战是骨骼肌不随意周期性收缩所致。

真寒假热的发生机理为：体温调定点下移，中心温度高于调定点，唤起的调温反应。临床表现为发热、出汗、面赤等症。发热、出汗、面赤是皮肤血管扩张，血液走表所致。

2. 虚实

《素问·通评虚实论》说："邪气盛则实，精气夺则虚。"传统中医虚实的概念是十分模糊，令人费解的。虚实应该是机体与病邪斗争结果，而不是邪气盛必然见实证，正气虚必然见虚证。因为邪气盛指病邪，正气夺指机体，邪气盛才能使精气夺，不夺正气则显不出邪气盛。正所谓"邪之所凑，其气必虚"。这样一来，凡人得病，抵抗力都下降，这是普遍的现象和规律。是不是可以说，凡病都是虚证呢？当然这是错误的。

现代医学研究证明：在疾病链式发展过程中，机体中同时存在着两种反应，一种为损害性反应，一种为抗损害反应。损害和抗损害反应之间相互联系又相互斗争的复杂关系是推动疾病发展的基本动力。损害和抗损害反应之间的力量对比往往影响着疾病发展的方向和转归。损害反应与抗损害反应之间并无严格的界限，有些变化可以兼有双重意义，而且随着时间的推移，原来以抗损害为主的变化可以转化为以损害为主的变化。抗损害包括防御适应反应和代偿措施。防御适应反应往往由于损伤的部位、致病因子的不同而各有特点，如特异性的局部的渗出和增生，代谢产物积聚，功能亢进等，全身发热，血沉加快，白细胞数目增多以及非特异性的防御适应能力通过交感—肾上腺髓质系统和下丘脑—腺垂体—肾上腺皮质系统在短期内的加强。另外各种代偿和适应反应也同时进行。

（1）虚实的局部性

抗损伤反应占优势，机体处于一种以防御适应和代偿措施为主导的病理过程称为实积。这时表现为代谢加快，代谢产物积聚，功能亢进，体液酸度增高等。

损伤反应占优势，机体处于一种以损伤反应为主导的病理过程称为虚损。这时表现为代谢减缓，组织缺血缺氧，功能低下，体液碱度增高等。

虚损和实积初期皆以局部组织脏器为主导，因而虚实多为局部性的表现，离开了局部组织器官和三部，虚实则成为无本之木，因为没有形态学改变的虚实是不存在的。

（2）虚实夹杂

任何疾病损伤和抗损伤是同时存在的，并且在疾病的发展和转化过程中，损伤和抗损伤可以转化，转化是疾病发生发展中的一个基本规律。在某些疾病或病理过程中，前一阶段的抗损伤可能转化为下一阶段的损伤，这样就形成了虚实夹杂出现的病理过程和临床表现。

第三节　三部开合枢功能失常

《灵枢·根结》说："太阳为开，阳明为合，少阳为枢，故开折则肉节渎而暴病起矣……合折则气无所止息而痿疾起矣……枢折即骨摇而不安于地。""太阴为开，厥阴为合，少阴为枢，故开折则仓廪无所输，膈洞……合折即气弛而喜悲……枢折则脉有所

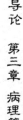

结而不通。"本篇虽然讲经络开合枢的病理，但却为中医病机学的研究另辟了新径。三阴三阳合则为一，分则为三。现代研究表明：阴阳的本质与神经 – 体液调节密切相关。涉及内分泌、免疫等多种功能。

一、表部的开合

在表部，表阳主开、表阴主合，一开一合，维护着表部的呼吸、体温、免疫等多种生理功能。表部是人体的卫外防线，经常与外界病邪直接接触，具有抗病于外的功能。因此，表部功能的强弱，对于健康有极其重要的作用。

呼吸运动是一种节律性的活动。延髓有呼吸节律基本中枢，为不随意的自主节律呼吸调节系统。脑桥上部有呼吸调整中枢，为随意呼吸调节系统。另外，呼吸运动的完成，还有来自呼吸器官本身以及骨骼肌，其他器官系统感受器传入冲动的反射性调节。化学因素如血液中 O_2、CO_2 和 H^+ 的浓度，对呼吸运动的反射性调节等。整个神经—体液系统都进行了参与，才能保证气体交换和体温的调节。如果外来因素的刺激使阴阳开合功能发生障碍，则形成表部系统的病变。以开的功能障碍占主导则称为表阳病，以合的功能障碍占主导，则形成表阴病。

表 2 – 7　自主神经和表部的开合功能

器　官	交感神经（表阳主开）	副交感神经（表阴主合）
呼吸器官	支气管平滑肌舒张	支气管平滑肌收缩
皮肤	竖毛肌收缩	竖毛肌松弛

二、里部的开合

在里部太阴主开，阳明主合，一开一合维持里部的受纳、吸收、排泄以及抗御外邪的功能正常进行。里部具有以通为顺，以寒为逆，以滑为病的特点，素有"后天之本"之称，与人体各种生理活动有密切的关系。

在整个消化道中，除口、咽、食管上段和肛门外括约肌是骨骼肌外，其余部分都是由平滑肌组成的。消化道通过这些肌肉的舒缩活动，完成对食物的机械消化并推动食物的前进，促进食物的化学性消化和吸收。神经系统对胃肠道功能的调节较为复杂，它通过自主神经和胃肠的内在神经两个系统互相协调统一而完成。消化管壁内的内在神经丛构成了一个完整的相对独立的整合系统，在胃肠活动的调节中具有十分重要的作用。支配胃肠的自主神经称为外来神经，由交感神经发放的冲动可抑制通过内在神经或迷走神经传递的反射。多数副交感神经纤维是兴奋性胆碱能纤维。另外，胃肠激素与神经系统一起，共同调节消化器官的运动、分泌和吸收功能。此外，胃肠激素对体内其他器官的活动也具有广泛的影响。如果外来刺激使里部阴阳开合功能发生障碍，则形成里部系统的病变，以合的功能障碍为主导的则形成里阳病，以开的功能障碍为主导的自主神经与里部的开合功能障碍则形成里阴病。

表 2-8　自主神经和里部的开合功能

器　官	交感神经（里阳主合）	副交感神经（里阴主开）
消化器官	分泌黏稠唾液 抑制胃肠运动 促进括约肌收缩 抑制胆囊活动	分泌稀薄唾液 促进胃液、胰液分泌 促进胃肠运动和括约肌舒张 促进胆囊收缩

三、半表半里主枢

枢部也叫半表半里部，枢阳为二阳之枢，枢阴为二阴之枢，枢部通过血液循环、气机的升降出入起到了沟通表里内外、协调阴阳平衡的作用。

枢部介于表里之间，和气血直接接触，以心脏为主导，通过心血管系统推动气血周流全身。枢部接受表部天阳之气，吸收里部水谷精微，合成人体的基本物质——气血。气血营养各个组织器官以维持其生理功能，同理，外来之邪通过表部和里部，都可以进入枢部，并通过气血波及整体。枢部的病邪也可通过表部，利用汗法抗邪外出，通过里部，利用下法和吐法使邪外出，它是一个枢纽机关，在人体占有极其重要的位置。

心肌和血管平滑肌接受自主神经支配。机体对心血管活动的调节是通过各种心血管反射实现的，心交感神经的节前神经元末梢释放的递质为乙酰胆碱，节后神经元末梢释放的递质为去甲肾上腺素。心迷走神经的节前和节后神经都是胆碱能神经元。一般地说，心迷走神经和心交感神经对心脏的作用是相对抗的。但是两者同时对心脏发生作用时，其总的效应并不等于两者分别作用时发生效应的代数和。在多数情况下，心迷走神经的作用比交感神经的作用占较大优势。

体内除真毛细血管外，血管壁都有平滑肌分布。绝大多数血管平滑肌都受自主神经支配，它们的活动受神经调节。缩血管神经纤维都是交感神经纤维，人体内多数血管只接受交感缩血管纤维的单一神经支配。心血管活动的调节是通过各种神经反射来实现的。最基本的心血管中枢位于延髓，主要指心迷走神经元抑制心交感神经、交感缩血管神经活动的神经元。血液中和组织中一些化学物质对心脏和血管平滑肌的活动起调节作用。如肾素—血管紧张素系统，肾上腺素和去甲肾上腺素、血管升压素、激肽释放酶—激肽系统、心钠素、前列腺素、阿片肽组胺等。

少阳功能增强（交感神经兴奋），里部阳明合，表部太阳开。少阴功能增强（副交感神经兴奋），则表部厥阴合占主导，以适应里部太阴开。故少阳、少阴为表里阴阳开合之枢。

表 2-9　自主神经与枢部的功能

器官	交感神经（少阳为枢）	副交感神经（少阴为枢）
循环器官	心跳加快、加强，胸腔内脏血管、皮肤血管以及分布于唾液腺与外生殖器官的血管收缩。脾包囊收缩，肌肉血管可收缩（肾上腺素能），或舒张（胆碱能）	心跳减慢，心房收缩减弱，部分血管如软脑膜动脉与分布于外生殖器的血管等舒张
泌尿生殖	使逼尿肌舒张，括约肌收缩	使逼尿肌收缩，括约肌舒张
代谢	促进糖原分解，促进肾上腺髓质分泌（肾上腺素、去甲肾上腺素）	促进胰岛素分泌，乙酰胆碱释放升高

151

第四节　整体气血升降失衡与局部组织结构障碍

　　气血在人体的正常循行，是保证生命活动的基础。思维功能是气血作用于脑的具体体现，"脑得血而能思"。但大脑皮层的功能活动可以支配一切脏器的功能活动达到协调一致。大脑皮层以下有许多生命活动中枢，通过运动神经和自主神经直接或间接地对人体的各种活动如语言、心跳、呼吸、消化、运动等产生着重要的影响。自主神经主要支配着内脏的机能活动，分为交感神经和副交感神经，分别担负着兴奋和抑制的不同功能，维持、调节着整个机体的动态平衡。如果机体经常受到过度的怒、喜、悲、惧的精神刺激，就会导致大脑皮层的思维机能和支配功能障碍，这样所支配下的神经系统就会发生紊乱，出现运动功能和内脏活动的不协调。由于人体颅腔、胸腔、腹腔、盆腔是人体重要脏器的"集聚地"，同时也是神经丛分段支配的"疏散地"，因而，气血的运行障碍往往集中地表现在了这些地段，形成了临床上最常见的诸多"综合征"，苦不堪言。

一、气质偏差与整体气机失调

1. 气逆——阳亢型

传统中医称为"肝阳上亢"。此类气质倾向的人群，多性格外向、脾气急躁、争强好胜、勇敢胆大，热情、易于激动、直率、精力旺盛。具备这些并不足以形成病理改变，关键在于自己对自身固有的秉性有认识，有自知之明，处理问题善于用理智克制冲动，或者鉴于客观的实际情况不允许本人按着自己的性格和意志行事，违心地同意别人，天长日久，事与愿违，在思虑和克制并存的条件下，导致大脑皮层的功能紊乱，引起交感神经的机能亢奋，出现心跳加快、血管扩张、血流加快、平滑肌松弛、脉管充盈度增加。由于处在兴奋状态，加之主观意志压抑两个方面的复杂病理变化，使寸口脉经过长时间的作用向上移位，脉管搏动出现在腕横纹以上，有时肉眼直观就可见到脉管的搏动，刘绍武称为"溢脉"（或上鱼际脉）。临床上高血压、动脉硬化、脑血管意外等病多见此脉象，病症主要表现为：失眠、多梦、易怒、心慌、多食善饥、头痛、头晕、目花耳鸣、记忆力下降等一派兴奋反应，病变部位主要在颅腔。

2. 气郁——抑郁型

传统中医称为"肝郁气滞，肝气不舒证"。此种气质类型的人多数性格内向，心中有隐曲之事，不愿言之于口、告之于人，而隐藏于心中。长期的忧愁思虑，导致大脑皮层的功能紊乱，引起迷走神经张力增高，平滑肌收缩、腺体分泌增加等一系列连锁反应。这些变化首先压制心脏，使窦房结的兴奋性、心肌传导系统的传导性减低，使心律失常，心率变慢，气血周流不畅，血流灌注量减少，导致以大脑为主的重要脏器缺血，进一步出现恶性循环，加重病情。同时，平滑肌收缩，腺体分泌增加，运化不利，积聚胃中而继发胃、十二指肠溃疡等病变。长期的迷走神经兴奋，血管平滑肌长期处于收缩痉挛状态，长此下去，滴水穿石，使寸口脉聚于关部。关部评之独大，更有甚者，如豆状，刘绍武称之为"聚脉"（或聚关脉）。可以根据关脉聚结的程度，推断病程。聚脉多提示胸腹部的病变、肝和胆病变、心血管病变、胃肠道病变。症见头晕、记忆力减退、心烦、胸闷、腹满、周身乏力等一系列抑制性反应。病变重心在横膈以下，脐上心下一带，中医称为"中焦"。时间迁延，还可出现心烦、叹息、胸胁苦满，胃脘胀满不通、梅核气等。

3. 气乱——多变型

传统中医称为气血失调、气机散乱之证。此类气质类型的人，多性格随和，活泼善交，处世圆滑，性情开朗，但常以理智压抑自己，能忍则忍，能让则让，自己吃亏，不让别人吃亏，时长日久，则迷走神经张力增高，抑制窦房结。出现心跳减慢，心律不齐，心搏出量下降，出现全身性供血不足，心肺功能障碍。出现头晕、眼黑、心慌、胸闷、气短、气憋、疲乏无力、浮肿、腰膝酸软等症。病变重心在心肺，在脉则出现"紊脉"，表现为节律不齐，快慢不等，有力无力不等，病在"上焦"——胸腔。

4. 气凝——黏液质

相当于传统中医的"痰凝证"。此类气质类型的人，多孤僻、执拗、难以理喻，敌视他人与社会，总觉别人害他，有时表现很兴奋，有时又很郁闷，容易走极端。交感、迷走神经长期处于紧张状态，反复无常，脉管弹性下降，形成"覆脉"（或长弦脉）。临床上常见有①肠内症：慢性肠炎，过敏性结肠炎，十二指肠球部溃疡等症，患者多有腹胀、腹泻、腹痛、腹鸣、皮肤萎黄、晦暗无光泽，颜面则出现色素沉着等。②肠外症：脱发、牙龈出血、头痛、牙痛、周身酸痛、顽固性皮肤病、过敏症等。③精神方面的病变：分裂症、癫狂症等。病变重心在盆腔，升结肠部位有大量黏液积存，天长日久，被吸收入血，沉积于皮肤、血管壁、脑脊液中及各腔室，形成许多怪病顽症，中医有"怪病多痰""顽症多痰"之说，用荡涤肠胃，豁痰泻痰之法常妙手回春。

二、瘀血凝聚

气为血帅，血为气母。气血为病，气滞、血瘀往往相伴而生。中医认为：气行则血行，气滞则血瘀。气病与血病有偏于气者、有偏于血者，对瘀血证的研究，清代名医王清任独具匠心。

1. **血瘀肌表头面** 症见头发脱落、眼疼白珠红、糟鼻子、耳聋年久、白癜风、紫癜风、紫印脸、青记脸如墨、牙疳、出气臭、妇女干劳、男子劳病、交节病作、小儿疳症。

2. **血瘀胸腔** 症见头痛、胸痛、胸不任物或任重物、天亮出汗、心里热、瞀闷急躁、夜睡梦多、不眠、小儿夜啼、夜不安、易怒爱生气、干呕、呕逆、饮水即呛、晚上一阵热。

3. **血瘀于膈下腹腔** 积块、小儿痞块、肚大青筋、肚腹疼痛、痛不移处，卧则腹坠，腹中似有物、五更泻、久泻、他方不效者。

4. **血瘀于少腹盆腔** 症见少腹积块疼痛，或有积块不疼痛，或疼痛而无积块，或小腹胀满，或经血见时，先腰酸小腹胀，或经血一月见三五次，接连不断，继而又来，其色或紫或黑，或块或崩漏，兼小腹疼痛，或粉红兼白带。

三、局部组织结构的增生与萎缩

局部组织结构障碍不外两种趋势，一是充血肿胀、增生、肿瘤，一是缺血萎缩、变性、坏死。

1. 局部组织、器官的血管内血液含量比正常增多：物质代谢增强，温度升高，机能活动增强，血流加快，出现局部器官或组织充血肿胀，体积增大。继而出现肉芽组织增生，它由新生的成纤维细胞和毛细血管组成。局部组织发生异常增生而形成局部肿胀，这种新生物叫肿瘤。肿瘤组织比正常组织生长活跃，代谢旺盛，大多数良性肿瘤显膨胀性生长，向周围扩张，体积逐渐增大，挤压周围正常组织，但与周围组织分界清楚。大多数恶性肿瘤呈浸润性生长方式，恶性瘤细胞直接侵入组织间隙、淋巴管、血管，向周围正常组织呈浸润生长，与周围组织没有明显的界限。从上皮组织发生的恶性肿瘤称为癌，从间叶组织和纤维组织、肌肉、脂肪、脉管、骨、软骨以及淋巴造血组织等，发生的恶性肿瘤称为肉瘤。

2. 局部组织器官血输入减少或停止，引起局部缺血，出现组织颜色苍白，温度降低，代谢下降，实质细胞发生萎缩、变性、坏死。萎缩的组织器官的实质性细胞体积变小，数量减少，出现组织器官体积变小，重量减轻，而间质结缔组织、脂肪组织的增生则使萎缩的组织器官颜色变深成褐色，硬度增加，机能下降。萎缩是一种可复性变化，如病变进一步加重则引起细胞和细胞间质内出现某些异常的物质，或原有正常物质的数量显著增多的一类形态变化称为变性。最常见的一种轻度变性为混浊肿胀，进一步发展则成为水变性，能量代谢进一步下降，细胞内钠和水的潴留显著增多。脂肪变性、玻璃样变、纤维素样变性、黏液样变性等都是变性的一种。多数变性是可复性病理改变，若变性继续加重，则出现坏死，机体的局部组织、细胞死亡，代谢停止，功能完全丧失。坏死是一种不可恢复的病理改变，可分为凝固性坏死、液化性坏死和坏疽三种类型。

第四章　辨证篇

机体发生疾病以后，由于病位重心不同，因而表现出不同的病理应变态势。中医称之为证。以气、血、神、志的应变态势为主要表现的病症叫整体证，以框架结构、组织器官的应变态势为主要表现的病症叫局部证。整体证定位性差、动态性强，局部证定位准、静态性强。三部病证介于整体病证和局部病证之间，以系统的应变态势为主要表现，既有定位性、阶段性，又有整体和传变性。

证是疾病存在的方式和运动发展的状态，以及这种方式和状态的直接和间接的表达，同时也是机体具有实质性改变或功能失调的表现。因而，证就是疾病本质的反映。但它不是疾病本身，而是表征疾病，并由它所包含的内容表达病症发出的信息，通过对它的真实记载和描述，人们可以认识和治疗疾病。

证是疾病物质和能量形态在时空中的表象，即病候。证通过物质能量的表象而存在，不是空洞无物的。例如：寒与热，寒证发冷，热证发烧，都有一个物质基础在起作用。机体的致热物质使血管扩张，机能兴奋，体温升高而出现热的表象。同理，寒则使血管收缩，机能抑制，体温下降而表现寒证，也是致寒物质作基础。

证源于疾病的物质和能量，但不是物质和能量本身。往往证的获得需要介体。如同过河需要桥，桥就是两岸之间的介体。这个介体叫病候或症候。包括症状、体征和理化指标等多个方面。证的获得是通过感觉器官实现的，但是由于人类感觉器官观察的范围有限，所以单凭直觉获得的证是有限的。获得证的方法和过程叫"取证"或诊断。西医的仪器诊断为取证创造了优越的条件。如听诊器、体温表、血压计、显微镜、X光机、心电图机、B超机、CT机等。这些无疑比人类的感觉取证范围扩大了许多。祖国医学要采用先进的辅助诊断工具，扩大取证的视野和范围。

第一节 辨病与辨证

现在有一种误解，认为"中医辨证，西医辨病"，这是十分错误的。中医、西医都有各自的辨病和辨证体系。所谓辨病就是根据各种疾病的临床特点，对患者做出相应的诊断。辨证是综合患者有关的各种临床表现，以分析判断疾病发生、发展和转归的性质，即病理过程。辨病论治为病因治疗，辨证论治为病机阻断。

一、中西医的辨病之比观

中医辨病是建立在经验基础上的，几乎完全以临床表现为依据。而不同的疾病又常有相同的临床表现，因此，中医辨病就不可避免地显得粗糙和笼统，因而在指导治疗上针对性也就比较差。中医的辨病论治实际上是单方、验方的"经验治疗"。

西医辨病是建立在现代自然科学发展的基础上的，是以病因学、病理学、病理生理学、解剖组织学为基础，以实验室检查为依据的。因而西医的辨病也就比较细致、深入、具体，特异性比较强，因而指导治疗上针对性也比较强。

二、中西医辨证之比观

中医的辨证是建立在中医学整体观的思想体系的基础上的，是归纳分析有关患者发病，包括临床表现在内的各种证据而做出的结论。它强调因时、因地、因人治疗，具体情况具体处理，把病和人密切地结合成一个整体。因而中医的"辨证"比较全面、细致、深入、具体、特异性比较强，因而治疗上针对性也就比较强。

西医的辨证，即对症治疗。例如各种原因引起的心衰，都可以用抗心衰治疗，各种原因引起的休克，都可以用抗休克治疗，各种原因引起的发热，都可以用解热剂，各种原因引起的失眠，都可以用安眠剂等等。对症治疗西医在临床上是普遍使用的，也能在一定程度上产生积极的治疗作用，但西医并不重视它，而把它放在辅助地位，这与中医把辨病放在次要地位完全相反。由于对症治疗完全建立在以单个症状为对象的基础上，而相同的症状常常又有不同的性质，因此，西医的对症治疗也就不可避免地显得简单和机械。

三、中西医辨病辨证的局限性

中西医辨病辨证各有其局限性，西医辨病有明显优势，中医辨证有明显优势。但也应该看到，西医辨病过多地强调病变局部，相对地忽视整体，常常把病和人分割开来，在一定程度上存在着机械唯物论的观点。再加上西医传入历史较短，自然科学到今天为止仍然处于发展阶段，还有很多现象不能用今天的科学知识完全加以阐明，弄不清的问题还很多。在对某些疾病的认识上还不能深入，无法诊断的疾病很多。在对某些疾病的防治措施上，相对来说还是显得比较贫乏，束手无策的疾病很多。因此，西医辨病论治尽管有很大优越性，但从发展上看，则必须在现有基础上加以提高。

中医辨证比西医辨证治疗有明显优势，整体观念比较强，对疾病的发生、发展以及预防治疗比较重视人体的内在抗病能力，其理论很多地方都具有朴素的辩证唯物观点。再加上历史悠久，相应的防治经验也比较丰富，特别是中医的辩证论治着重在临床分析，这在当前某些西医不能诊断，因而也就无法进行治疗的疾病上，中医"辨证论治"的实际临床意义就显得更加突出。

但是由于历史条件的限制，中医学对疾病中的许多问题都只是依靠直观感受来作为归纳分析和判断的依据，不能在某些问题上，特别是在某些局部问题上再作更进一步的深入，因而在对疾病的某些认识上，也就不可避免地有不够十分确切的地方。不能在原有基础上逐步提高，使某些经验总结出来的感性认识上升为理性认识，因此，中医的"辨证论治"尽管有其很大的优越性，但从发展上看，也必须在原有基础上提高一步。

四、西医辨病与中医辨证的结合是中医现代化、中西医结合的必经之路

中西医之间，各取所长、各弃所短，把西医辨病与中医辨证结合起来，其宽广的远景是无限的。首先它弥补了现代医学诊断之不足，能够把疾病、病人比较密切地结合起来，能够通过诊断比较确切地反映出具体病人的具体情况，从而使诊断学在现有基础上提高一步。其次是诊断的整体性提高了，治疗上的全面性也必然因此相应地得到提高。病人因此就能得到合理的治疗，从而使治疗学在现有的基础上提高一大步。再次是如果诊断治疗都能在现有基础上得到提高，就必然会反过来影响基础医学的研究，从而使基础医学研究有所发展。这就必然使整个医学产生新的面貌，并逐步产生新的医药学。

三部六病导论 第四章 辨证篇

第二节　取证

中医一般把"望、闻、问、切"四诊作为取证的基本方法和手段。《内经》说："望而知之谓之神，闻而知之谓之圣，切而知之谓之巧，问而知之谓之工。"公元前五世纪扁鹊就已使用多种方法进行取证，"切脉、望色、听声、写形，言病之所在"。临床运用时，必须四诊合参，方能全面地、深刻地、客观地、准确地认识疾病。

一、望诊

望诊要望人体的神、色、形、态四个方面，包括整体与局部两个方面。

（一）形体

1. 神　《素问·上古天真论》说："形神合一""形与神俱。"神是机体生命活动的体现，神不能离开人体而独立存在，有形才能有神，形健则神旺，形衰则神惫。神的盛衰是反映形体健康与否的重要标志之一。

（1）得神：即有神，是精充气足神旺的表现。

（2）失神：即无神，是精损气亏神衰的表现。

（3）假神：是垂危病人出现精神暂时好转的假象，是临终前的预兆，并非佳兆。

2. 色　《素问·脉要精微论》说："夫精明五色者，气之华也。"《四诊扶微》说："夫气由脏发，色随气华。"色泽可以反映脏腑气血之盛衰。

（1）主色：人群中，每个人的面色是不一致的，属于个体特征，其面色、肤色一生不变者即为主色。

（2）客色：人与自然是相应的，由于生活条件的变动，人的面色、肤色也相应变化叫客色。

（3）病色：人体在疾病状态时的面部色泽叫病色。

3. 形态　体质气质代表着人体阴阳气血禀赋特点。在一定程度上，反映了人体对疾病的易感性。《内经》中如《素问·异动方宜论》《灵枢·通天》《灵枢·寿夭刚柔》《灵枢·阴阳二十五人》等从不同侧面做了较为详细的阐述，古人是非常重视"体质辨证"的。

（1）正常体质：皮肤黄色、圆面、大头、肩背丰满而健美、腹大、下肢从大腿到足胫部都很健壮、手足小、肌肉丰满、全身上下各部都很匀称，步履稳重，做事足以取信于人，人很安静，不急躁，好帮助别人，不争逐权势，善于团结人，能耐秋冬，不耐春夏。诚恳而忠厚，平和而柔顺，神情喜悦快活，神情表现兀兀然而独立不动。

（2）呼吸型——表阳里阴合型：皮肤白色、面方、小头、小肩背、小腹、小手足、足跟坚壮、行动轻快、禀性廉洁、性急、不动则静、动则猛悍异常，明于吏治、有斧断三才，能耐受秋冬，不能耐受春夏。峭薄寡恩，廉洁自守，美俊潇洒，明察是非，威严而庄重。

（3）消化型——表阴里阳型：皮肤苍色、头小、面长、肩背宽大、身直、手足小、有才智、好用心机、体力不强、多忧劳于事物，能耐春夏，不耐秋冬。柔美而安重，逶迤而美长，随和而顺从，努力向前进取，正直而不阿。

（4）脑型——枢阳型：肤色赤、齿根宽广、颜面瘦小、头小、肩背髀腹各部的发育匀称美好，手足小，行路步履急速，心性急，走路时身摇，肩部和背部的肌肉丰满，有气魄，轻财但少信用，多忧虑，对事物观察和分析很敏锐和明白，颜色好，性情急躁，不能长寿，多暴死，耐春夏，不耐秋冬。讲究实效，对事物认识很深刻，为人光明正大而明白事理、多疑、勇猛而不甘落后、乐观、怡然自得而无忧愁烦恼。

（5）脑型——枢阴型：皮肤黑色、面多皱纹、大头、颐部宽广、两肩小、腹部大、手足喜动、行路时摇摆身体、尻骨较长、脊背安长，对人的态度既不恭敬又不畏惧，善于欺诈，常被杀身死，耐秋冬，不耐春夏。人格卑下，神情扬扬自得，心情经常郁闷不舒，很文静，像水一样清澈，很安定、安分。

4. 经典体质表现

（1）表阳体质：表阳体质的生理特征是腠理致密型。这种人一般不出汗，所以皮肤摸上去是干的；感冒以后，病邪束表为阳病，体表无汗温度高，抚摸皮肤即觉热，抚之稍久，有热从里发的感觉。这种体质在《伤寒论》中称为伤寒体质，患病后一般循三阳发展，容易形成麻黄汤证、麻杏石甘汤证、大青龙汤证等。经常头痛、身体疼痛、风疹瘙痒、皮肤粗糙、少汗的人多为表阳体质。

（2）枢阳体质：枢阳体质的人都是抑郁性气质，过度克己，能量得不到耗散，聚集于胸中。因为三部系统，都是"耗散机构"，枢部自身的能量必须耗散。如果枢部能量得不到耗散，就会导致疾病的发生。主要表现为过度"克己"，强制压抑自身的愤怒、悲伤等恶性情绪，不让其发泄经常胸中满闷、火毒、火疖、面红、血热、易出血的人多为枢阳体质。

（3）里阳体质：里阳体质的人是里部热，津液壅滞于上，停聚不运变为阳邪，阻遏津液不得下行，则大便秘结。经常便秘、口气重、大便干、食欲旺、腹胀的人多为里阳体质。

（4）表阴体质：表阴体质的生理特征是腠理疏松型。这种人平时易出汗，所以皮肤摸上去是湿的；感冒以后，邪郁表阴为阴病，体表汗出温度不高，抚摸皮肤不觉热，抚之稍久，有凉从里透的感觉。这种体质在《伤寒论》中称为中风体质，患病后一般循三阴发展，容易形成桂枝汤证、以及桂枝汤系列证、真武汤证等。经常手足凉、面色萎黄、㿠白、手足怕冷、易出汗、易感冒的人多为表阴体质。

（5）枢阴体质：枢阴体质的人整个心血管系统的功能差，血液供给不足，产热减少，所以全身温度偏低，全身都感恶寒，特别是冷热感受器较敏感的背部恶寒尤重。经常背恶寒、心慌、心悸、气短、少气无力、易疲乏、嗜睡、头晕的人多为枢阴体质。

（6）里阴体质：里阴体质的人，里部阳气虚弱，胃中虚冷。多表现为腹部轻度发凉，吃生冷食物感到不适，喜热饮食。经常腹泻、食欲不振、不消化、大便稀溏的人多为里阴体质。

（二）舌象

舌诊是祖国医学具有特色的诊断方法之一，根据现有文献查考，最早的舌诊记录是扁鹊留下的。《内经》中舌诊的内容十分丰富，其中有关舌的论述有 60 多条，对舌的解剖、生理、病理作了精确的记录，并指出了舌的变化对疾病的诊断意义。《敖氏伤寒金镜录》是我国第一部舌象专著。舌诊到了明清后才逐渐完善，张登著的《伤寒舌鉴》确立了舌象诊断的模式。

1. 人类舌头的功能

（1）吸吮：当婴儿呱呱落地后，获取生命能量的第一个本能动作，就是吮吸母亲的乳汁。这时，舌头就担负着重要的使命。

（2）搅拌：食物进入口腔后，就要经过搅拌，舌就像一架灵敏的搅拌机，将食物和唾液拌匀，并轮番传递给牙齿咀嚼咬碎。

（3）吞咽：当食物要下咽时，舌头又像一架传送机，舌的运动对实施吞咽的第一步动作是非常重要的。

（4）弹吐：当口腔中有脏物如痰涎、食物残渣需要吐出时，往往需要舌头的弹吐和嘴唇的密切配合。

（5）感触：舌头是口腔内的检查员和清洁工，它的感触机能十分灵敏。

（6）发声：声音发自声带，但唱歌说话离不开舌头的配合。

（7）味觉：人在吃东西时，能辨别甜、酸、辣、咸，这主要是靠舌头的功能。

2. 舌头的构造

（1）舌肌：舌很软，形状及大小可以很快变化，转动灵活，这全靠舌肌舒缩来完成。

（2）舌神经：分布在舌头里的神经有严格的职责分工。舌的运动均由舌下神经的运动纤维管理。舌的一般感觉如触觉、温度觉等由舌神经及吞咽神经的一般感觉纤维管理。舌味觉由鼓索神经及吞咽神经的味觉纤维管理，鼓索神经是面神经的副交感神经纤维。

（3）舌血管：舌动脉属于颈外动脉的分支，舌静脉属于颈内静脉的颅外分支。

（4）舌乳头：舌黏膜与口腔黏膜相同，舌背的黏膜比较特殊，表面粗糙，有许多小突起，统称为舌乳头，分为四种。

丝状乳头，是舌上最多也是最小的乳头，遮盖了舌背的前三分之二，丝状乳头的神经是普通感觉神经，没有味蕾，所以它只有一般感觉而无味觉的功能，但是它有一个特点，即乳头有轻微而持续不断的生长能力。所以在病理状态下可变得很长，如毛发状，这就是舌苔。

蕈状乳头，又名菌状乳头，数目少于丝状乳头，在舌背部呈单个的不规则分布，而主要则位于舌尖及舌边，分散在丝状乳头之间。它含有味觉神经末梢，并有味蕾，因此既有感觉，也有味觉。

轮廓乳头，是乳头中体质最大的一种，数量最少，也不恒定，一般7~9个，有的人可有14~16个。这些乳头排列于两条几乎垂直的线上组成"人"字形界沟，成为舌体与舌根的分界线。

叶状乳头，约有3~6个，是许多互相平行的皱襞，以深沟分界，主要位于舌后部两侧边缘。叶状乳头只新生儿较为明显，成人则退化变成脂肪组织及淋巴组织。

（5）舌腺：舌头上有能分泌唾液的舌腺、舌尖腺、舌下腺以及开口于舌下肉阜的下颌下腺，是口腔内津液的主要来源。

（6）舌味：人的舌面上约有50万香蕉形的味细胞，每40～60个味细胞组成一个味蕾，味蕾里的味细胞长着许多纤毛，一头伸到舌表面、一头连着味神经，并且和大脑相通。

人的基本味觉有酸、甜、苦、咸四种，千百种味觉都由这四种味觉混合而成。例如辣味就是咸味与热觉、痛觉混合而成，涩味就是苦味、酸味与舌觉感受异常混合而成。由于舌头上的味蕾的分布不同，各种味觉的敏感区也不同，舌尖对甜味最敏感，舌根对苦味最敏感，舌的两侧边缘对酸味最敏感。味觉的敏感性受物理和化学因素的影响，如温度、湿度等。

3. 舌诊的内容

根据历代资料记载和现代研究，舌诊的内容大体上分为：舌苔、舌液、舌质、舌形、舌味五方面。

（1）辨舌苔：舌苔是测定病邪性质的"温度表"，也是反映消化道情况的重要指标，也可反映呼吸道情况。苔可以看作黏膜，可反映消化道、呼吸道、子宫黏膜的情况。

《伤寒舌鉴》说："邪气入里，其寒热虚实之机必现于舌……唯验舌上苔色之滑、燥、厚、薄，昭若冰鉴，无可遁形。"舌苔是指舌面上一层薄垢，好像阴暗潮湿的地上生的苔藓一样。祖国医学认为舌苔的形成是脾胃生发之气的显现。正常人的苔色是薄白色的。这是因为舌黏膜中丝状乳头的末梢分化成"角化树"，在"角化树"分枝的空隙中，常填有脱落的角化上皮、唾液、细菌、霉菌、食物碎屑及渗出的白细胞等。这些不透明的物质遮盖了舌毛细血管的红色，而且角化上皮在湿润时可吸收水分而显白色，这样就形成正常的薄白湿润的舌苔。

①白苔主寒：舌苔明显发白而滑是寒证。薄而滑的多为表寒，厚而滑多为里寒。舌苔灰白相兼，或发黑而滑多为阴寒极甚。

②黄苔主热：舌苔由白转黄，黄白兼见，表明病证由寒化热。

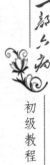

苔薄黄而干，表示热邪伤津，舌苔黄腻，多为湿热，舌苔出现老黄，表示实热结聚，内热炽盛。

③厚苔主里、薄苔主表、花剥苔（也叫地图舌）反映黏膜剥脱或营养不良。

④芒刺和红点：舌上有很多红刺群，凸出舌面，好像草莓的果实一样，多为热毒炽盛，热入血分，可见于发热感染性疾病，或大面积烧伤病人，休克昏迷病人。此苔为舌上蕈状乳头增生或肥大所形成。

（2）辨舌液：舌液是测量津液燥湿的湿度计。舌液是舌腺分泌的唾液，每分钟约1ml左右，故口腔内常滋润有津。人体缺少津液情况下从舌液的变化上可分为三种程度。

①舌薄白而干，薄黄而干是轻度缺少津液。

②舌黄而干燥，有较深裂纹，或舌红苔剥，是热邪耗津，津液已伤，属中等程度的缺少津液。

③舌苔干枯燥裂，或舌光如镜，舌体瘦瘪，舌不能伸出口外，则为阴液已涸，属重度缺少津液。

当体内有"水湿"停留时，舌液也会显示滑腻的变化，并伴有舌体的肿胀胖大。

滑苔常代表内有痰湿，腻苔多为湿浊痰饮。观察舌液的变化，可以准确地了解人体津液的干枯润燥。

（3）辨舌质：舌质包括舌体和舌色两个方面，是观察舌肌和舌脉正常与否的指针。可以反映体质的虚实情况和血液循环的变化，是显示体质虚实的信号灯和观察血液循环的流变图。

①舌体：舌体淡嫩而胖，边有齿痕，称为胖大舌，多属里阴虚，水湿内停。舌有裂纹多为阴虚火燥。如果舌体瘦小而薄，叫瘦瘪舌，多见于慢性消耗性疾病，常伴有全身消瘦。

②舌色：红绛舌多由高热伤阴而引起，常发生在感染、中毒、脱水、贫血、昏迷、维生素缺乏等的病理过程中。因为这些因素造成舌的炎症，黏膜固有毛细血管增生充血扩张等使舌现红绛。

青紫舌或舌边尖出现瘀斑，中医多认为是血行涩滞的瘀血证。现已证实：青紫舌多见于肝胆系统疾病、心脏病或肿瘤患者，其形成机理主要与静脉瘀血、血流缓慢、血黏度增高、毛细血管扭曲畸形、脆性增加等全身性血液流变性异常有关。

舌下两根静脉如果扩张延长、青紫是瘀血证的反映。常见于肿瘤、脑血管意外、血管性头痛、肝病、冠心病、脉管炎、痛经等疾病中。

（4）辨舌形：多反映神经系统的病变。

①僵硬：舌体活动僵硬，失去平时的柔和灵活，称为舌强。从现代医学角度看，舌强往往是中枢神经系统出了故障，临床上多见于乙脑、高热昏迷、肝昏迷、脑血管意外、脑震荡、脑挫伤等患者。

②痿软：舌头痿软无力，不能自由转动或伸出称为痿软舌。临床上舌痿软不能言语者，多由神经系统疾病及舌肌无力或高热后唾液分泌大量减少所引起。

③歪斜：舌头伸出时，舌尖偏向一侧，或左或右，称为歪斜。此症常见于中风，即脑血管意外，局部性疾病则为舌下神经受压迫损伤或面神经麻痹等。

④颤动：舌体伸出时不自主地颤动。多见于高热、甲亢、高血压及某些神经系统病变。

⑤舌纵：舌常伸出口外，内收困难或者不能收缩，流涎不止，叫舌纵或伸舌。临床上常见于甲状腺功能低下儿童，舌常伸在齿间或挂在口外。

⑥弄舌：反复将舌伸出口外，舐弄口唇者，为动风先兆，或小儿智能发育不良。

⑦卷缩：舌体收紧，不能伸长，有的不仅不能伸出口外，甚至难以抵齿。临床多属阴阳离决的重危疾病，如急性心肌梗死的休克患者，肝性脑病、乙脑的深昏迷阶段等。

（5）辨舌味

①口苦：《内经》载"肝气热，则胆泄口苦"。临床口苦多见于

167

三部六病导论 第四章 辨证篇

肝胆热证、肠胃热证。在现代医学则多为急性炎症的表现，而以肝胆疾病为多。

②口淡：口淡是久病脾胃虚寒的常见症。如大手术后病人食欲不振，口淡而无味，在炎症感染中也常出现，但大多在疾病初期或消退期。

③口甜：古人有"脾热口甘"的说法，消化系统功能紊乱，可致各种酶的分泌异常，唾液中淀粉酶含量增加，可把淀粉分解为葡萄糖，而出现口甜。

④口涩：舌头味觉细胞苦味阈降低，舌触觉感受异常，可出现口涩。多见严重神经官能症，或通宵不眠之后以及各种癌症后期。

⑤口酸：常见于胃炎、消化性溃疡，与胃酸分泌过多有关。口腔内 pH 值偏于酸性，肾上腺皮质功能减退早期，酸味阈降低，对酸味敏感。

⑥口咸：临床常见于神经官能症、慢性肾炎、慢性咽炎患者，口腔 pH 值多偏于碱性。

⑦口辣：临床多见于高血压、神经官能症、绝经期综合征、舌炎、舌红光剥脱者。口辣者舌温偏高，对咸味、痛觉也都敏感。

4. 预告疾病危象的预警器

在中医文献中，记载了不少预报疾病危象的舌苔。归纳如下：

（1）舌似剥去膜的猪腰子。

（2）舌似镜面，光滑柔嫩，津液全无。

（3）舌有粗刺似砂纸样，且干枯燥裂。

（4）舌头敛缩似干荔枝肉，完全没有津液。

（5）舌红似火，像火红的柿子色。

（6）舌似烘糕。

（7）久病的苔浮于舌上，厚苔一片而无根。

（8）舌起白苔如雪花片。

（9）舌卷而阴束内缩。

（10）因误服寒凉药，舌出现人字纹。

（11）舌忽变棕黑色。

（12）舌焦干黑而脉代者。

（13）舌肿大发紫，塞满全口。

（14）舌及口腔生白衣如霉苔，或生糜点。

（15）舌干涩枯萎而无神。

（16）舌燥苔黄，中间发黑，直至舌尖，大便下臭水者。

（17）舌强直发硬，转动不灵。

（18）舌淡灰转黑或淡紫转蓝，邪毒攻心。

（19）舌质全黑而不见赤色。

（20）舌质呈深蓝色。

（三）手象

手是人的标志，是猿进化到人的过程中起决定作用的因素。人的直立行走、手的解放、工具的使用标志着人类认识世界并改造世界的开始。有人认为：手是人的外在头脑。盲人用手来了解世界，聋哑人用手来表达思想。人手是劳动的器官，也是劳动的产物。手与脑是彼此协调促进而共同发展的。手的构造极其精美，是其他动物望尘莫及的。

手诊是中国古代医家的创举，《内经》有"掌中热者，腑中热，掌中寒者，腑中寒"的记载。《圣经·旧约》说："上帝在人们的手上留下不同的记号，以让人们自知本分。"现今，手纹成为一个人的身份证，广泛地使用于各种社会活动中。1973 年张颖清发现，人体第二掌骨有与人体器官部位相对应的穴位点，就像整个器官的缩影，并以此提出了"生物全息论"的概念。手作为一独立灵活的器官，作为人的标志，更接近于全方位、立体地反映整个人体。手记录着人体生命进程中的全部信息，人体内环境的失衡、各种疾病的征象、情绪心理变异带来的能量物质代谢变化而留下的征迹、遗传因素的作用等，都可以完全地反映在手上。

1. **手诊的内容** 包括指甲、手指、手型、手纹线四类。本节重点论述手纹，而手纹又有指纹、散见纹和掌纹。掌纹是人们最早注意研究且观察记录最多的。

目前发现，掌纹只在胎生的灵长类动物和人类中存在。人类的手纹较灵长类动物更加丰富和多变。这至少预示着只从外界环境作用不能解释这种现象。首先，掌纹具有遗传性，包括正常纹遗传和病理纹遗传。其次，掌纹的生成与胚胎发育有关，指纹在出生时已定型，终生不变。而掌纹则随着年龄、经历、生活环境、饮食习惯和疾病状态等发生深、浅、消、长的变化。再次，掌纹细小纹的生成与后天的生存环境、手掌的活动量、疾病的发生发展有密切的关系。

左手纹理反映先天禀赋，右手纹理反映后天，是人们的社会经历、生活条件及环境的印迹。左手较多地提示以往的健康状况，右手则较多地提示现在与将来。

（1）人手上三条主线的命名、起止。

①大鱼际曲线：也叫地纹、生命线。

起于拇指、食指中间近于中点，与第二掌指关节对应。围绕大鱼际形成半圆弧、止于大鱼际下端的腕部。

②小鱼际抛物线，又称近端横曲线，也叫人纹、事业线。

人纹与地纹有相同起点，并行 2～3cm 后单行于手掌中央，止于小指尺侧延长线左右。

③小指根下横曲线：又称远端横曲线，也叫天纹、感情线。

正常天纹多数起于小指根下一拇横指侧位向上微呈弧形走行。多止于食、中指根下方左右。

地纹、人纹、天纹是掌部的三大主线，在病症诊查中也是最重要的三条纹线。

（2）手诊的分区

①手部的分区定位

在掌部的区域划分中，首先要定出大的方位，手指尖为上，手腕部为下，拇指方为左，小指方为右，与躯体的上下左右相对应。地纹所包容的区域为酸性区，从人纹到天纹之间的区域为碱性区。酸性区偏大，则里部占优势，体质偏酸性，易患高血压、动脉硬化、脑溢血、糖尿病、心胃疾病等实热证。碱性区偏大，则表部占优势，体质偏碱性，易患低血压、气喘、胃下垂、癌症等虚寒证。

②手部的分区定位与三部和四腔的关系

天纹过长而直达食指或食指与中指缝内，多提示表部呼吸功能强而里部消化系统功能薄弱，多有胃肠自主神经功能紊乱或消化吸收功能不良。天纹与人纹之间的间隔，称为方庭，方庭的宽窄代表着肺功能的强弱。碱区偏大，表部占优势而里部占劣势，多属表阳里阴体质。

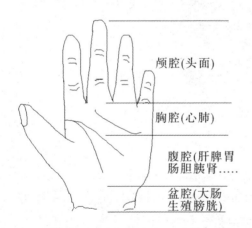

图2-14　手诊分区
注　①线为天纹；②线为人纹；③线为地纹

图2-15　手部分区与人体对应关系

颅腔(头面)
胸腔(心肺)
腹腔(肝脾胃肠胆胰肾……)
盆腔(大肠生殖膀胱)

地纹起点偏高，大鱼际圆弧中央延伸到中指中央中心线上者，多提示胃肠功能旺盛。如果地纹起点偏低，而弧线低垂包围面积很小者，提示精力不足，胃肠虚弱。地纹内侧产生一条与地纹并行护线，多提示肠道功能失调、便秘或腹泻的表象，多数为便秘，如在这一护线上出现米状或井状纹时，多为肠炎或结肠炎症。如酸区偏大，地纹粗大、深刻，说明里部占优势而表部占劣势，多属表阴里阳体质。

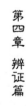

人纹与大脑及神经系统、心血管系统的功能密切相关。人纹过于下垂者，多见于思想家。若过于平直，则提示此人头脑固执、急躁。人纹中有大岛联接，多提示患者有眩晕症或梅尼埃病。人纹中断或在手心部分开2、3分叉者，多有心脏病，或常见于先心病、风心病。人纹和地纹相交的地方出现数个较明显的小岛纹时，提示幼年期营养不良。人纹过长且浅，上布零乱纹理，提示有神经官能症。人纹有明显的十状纹，提示此人心理不稳、心律不齐、隐性冠心病，若发展成为米状纹时，则多提示有血管性头痛或心绞痛。人纹主要提示心脑的健康状况。

③手部的分区与人体病理对应的关系

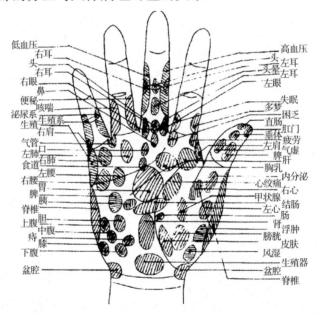

图2-16　手部分区与人体病理对应关系

2. 小儿手诊法　此法始见于唐代王超《水镜图诀》，它从《灵枢》诊鱼际络脉法发展而来。鱼际脉与寸关尺同出一辙，由于小儿脉部短小，诊脉时又常哭闹躁动，食指络脉外显，望络脉较脉诊更为方便。

（1）三关定位：食指第一关节为风关，第二节为气关，第三节为命关。三关辨轻重，风关为轻，气关为重，命关更重。

（2）形色主病：浮隐分表里，红紫辨寒热，淡滞定虚实，长短知轻重。

（3）诊法：握手分表里，一指定三关，医者紧握患儿手掌，双手合拢，若患儿手背热为外感，手心热为里实，手背手心皆热则为里热兼外感。以一食指端切取患儿寸口部，以脉之有力无力辨其虚实。浮沉分其表里，迟数别其寒热。然后以拇指捋其络脉，视其浮隐、红紫、淡滞、长短以定病证。

（四）特殊望诊

1. 局部望诊：口腔、耳鼻喉、眼、肛门、外生殖器等局部特殊望诊。

2. 看影像：X光、超声、CT、核磁、红外线、纤维内窥镜等成像技术的广泛使用，使望诊的范畴、深度得到进一步发展，为辨证诊断提供了更客观细致的依据。

3. 显微观察、实验室化验：病理学检查从微观领域、分子生物学角度提示了生理、病理现象，为临床诊断提供了微观依据。

二、闻诊

闻诊包括听声音和听主诉两个方面。《素问·阴阳应象大论》首次提出五音、五声的理论。《素问·脉要精微论》更以声音、言语、呼吸等来判断正气盈亏和邪气盛衰。后世多把听主诉列入问诊的内容，是极其错误的，现予以纠正。

（一）听声音

1. 发声　暗哑、失音、鼻鼾、呻吟等。

2. 语言　谵语、郑声、独语、高歌。

3. 呼吸　咳、喘、哮、上气、短气、少气、太息、喷嚏。

4. 胃肠音　呃逆、嗳气、肠鸣、矢气。

（二）脏腑听诊（听诊器）

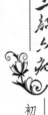

1. 心音听诊

（1）听诊部位：二尖瓣区，正常在心尖部，即位于左锁骨中线内侧第五肋间处。主动脉瓣区，在胸骨右缘第二肋间隙。三尖瓣区，在胸骨体下端近剑突稍偏右或稍偏左都可。主动脉瓣第二听诊区，在胸骨左缘第三、四肋间隙。

（2）听诊内容：心率、心律、心音、杂音及心包摩擦音等。

①心率：正常人的心率每分钟 60～100 次，大多数为每分钟 65～85 次，女性稍快于男性，三岁以下的小儿常在每分钟 100 次以上。成人每分钟不足 60 次者，称窦性心动过缓。每分钟超过 100 次者，称为心动过速。

②心律：正常心律是很有规律的。心律失常分为三种：窦性心律不齐，期前收缩（二联律、三联律），心房纤维颤动。

③心音：正常心音有四个，通常听到的只有第一和第二心音。第一心音主要是心室收缩开始时二尖瓣、三尖瓣骤然关闭时的震动所产生。第二心音主要是心室舒张开始时肺动脉瓣和主动脉瓣关闭的震动所产生的。

表 2－10　第一、二心音间的区别

	第一心音	第二心音
声音特点	音强、调低、时限较长	音弱、调高、时限较短
最强部分	心尖部	心底部
与心尖搏动的关系	同时出现	不同时，稍迟出现
心音之间的距离	第一到第二心音间短	第二到下一次第一心音间长

第三心音主要是心室快速充盈时产生的震动所发出的声音。它是低频、低调的心音，生理性第三心音随年龄增长而逐渐减弱，40 岁以上的正常人已很少出现。第四心音由心房收缩及心室壁震动所产生。正常情况下，此音很弱，听不到。如听到为病理的奔马律。

④杂音：心脏杂音可分为吹风样、隆隆样、叹气样、机器声样以及音乐样等。临床上大多数杂音为吹风样，多见于二尖瓣区、肺

动脉瓣区。二尖瓣区的粗糙的吹风样杂音，常提示二尖瓣关闭不全。典型的隆隆样杂音是二尖瓣狭窄的特征性杂音。叹气样杂音主要见于主动脉瓣区，为主动脉瓣关闭不全的特征性杂音。机器声样杂音主要见于动脉导管未闭。音乐样杂音常为细菌性心内膜炎及梅毒性主动脉瓣关闭不全的特征。一般器质性杂音常是粗糙的，而功能性杂音常为柔和的。

⑤心包摩擦音可发生于风湿热、结核性及化脓性心包炎，亦可见于心肌梗死、严重尿毒症等。

2. 呼吸音听诊　主要内容有呼吸音、啰音、语音传导和胸膜摩擦音。其中啰音对呼吸系统疾病的临床诊断有重要意义。

①干啰音：是由于支气管黏膜炎性肿胀，管腔内有黏稠分泌物或支气管平滑肌痉挛，使管径变窄、气流通过发生震动所致。分为鼾音、哨笛音、哮鸣音。是支气管有病变的表现，多见于慢性支气管炎、支气管哮喘、心源性哮喘等。

②湿啰音：即水泡音，是由于支气管或空洞内有较稀薄的液体（渗出液、黏液、血液等）在呼吸时气流通过液体形成水泡并立即破裂所产生的声音。多见于肺炎、肺结核、支气管扩张、肺水肿、肺瘀血等症。

3. 胃肠听诊　肠蠕动音为肠内气体和液体随肠蠕动而随之流动所产生的气过水声，也叫肠鸣音。正常每分钟4～5次，每分钟超过10次以上，称为肠蠕动频繁，见于急性肠炎。如5～10分钟听不到肠蠕动音，称为肠蠕动音消失或减弱，多见于急性腹膜炎而致的肠麻痹。也可见于全身高度衰竭。震水音是胃内气体与液体相撞发出的声音，提示胃内液体潴留，见于幽门梗阻、胃下垂和胃液分泌过多。

4. 血管音　腹主动脉吹风样杂音或营营声，多见于肝硬化或肝癌。甲状腺肿大多见颈动脉震颤及血管杂音。

（三）听主诉

听主诉、抓主症是临床取证的主要来源，是病人最主要、最突出、最痛苦的主观感觉。它是定病位、辨病性、察病情的直接证据。主诉应该统一规范，名词概念力求准确简明，这是中医现代化、客观化的重要步骤。

发热、恶寒、汗出、无汗、便秘、泄泻、小便不利、小便清长、咳嗽、哮喘、呕吐、恶逆、疼痛、麻木、眩晕、昏迷、心悸、不寐、痞满、抽搐、黄疸、消渴等等，由于时代久远、地域方言各异，因而造成对症状叙述和理解上的差异，对辨证、论治也将产生不确定性。

三、问诊

问诊是医生询问病人或陪诊者，了解疾病的发生、发展、治疗经过，以进行症状鉴别，诊察疾病的性质。《素问·三部九候论》说："必审问其所始病，与今之所方病，而后各切循其脉。"《素问·疏五过论》也说："凡欲诊病，必问饮食居处。"《素问·征四失论》也说："诊病不问其始，忧患饮食之失节、起居之过度，或伤于毒，不先言此，卒持寸口，何病能中。"这些都说明了问诊的重要意义。

（一）问起病

1. 问起病时间 疾病起始时间，就是时间发病学。张仲景在辨证论治中十分重视六病与发病时间的关系。"太阳之为病""少阳之为病""阳明之为病""太阴之为病"……都是时间状语，意思是：在……时间得病。如"太阳之为病脉浮，头项强痛而恶寒"，就是说在太阳时间发病，症见脉浮、头项强痛而恶寒，叫太阳病。通常六病的起始时间，与痊愈时间是一致的。

2. 问发病时病状 疾病发生时所表现的症状最能反映疾病产生的病位和病因。因此，搞清初始时的病位及病因对病情的预后及转归非常重要。

3. 问病程经过及治疗过程 通过了解病程经过、治疗过程可以明白疾病的转归，判断现症的性质。

（二）问现症状

1. 鉴别诊断　问病人的现症状，主要是对病人的主诉进行症状鉴别，所问内容要细致入微，方可不误诊、漏诊。

如发热一症，由于发热的时间、部位、热势轻重程度和自觉症状的不同，临床上可分为：恶寒发热、壮热、潮热、往来寒热、烦热、微热、骨蒸热等不同类型。单一个恶寒发热也有恶寒重、发热轻，发热重、恶寒轻，发热恶风自汗等。另外恶寒发热有昼夜持续不断，有乍有轻时，有一日再发，有一日二三度发，有如疟状，有往来寒热等等，必须详加查明，才能准确无误地辨证论治。

2. 问合并症　同一主症，由于其合并症不同，其性质也各不相同，疾病的预后转归也各有差异。

如恶寒发热，兼身痛、无汗而喘、脉浮紧为伤寒；兼恶风、自汗、脉浮缓为中风；兼头痛、咳嗽、口渴、咽痛、脉浮数为风温；兼身重疼痛、头晕恶心为伤暑中暍；兼身热不扬、午后热甚、头身重痛、胸闷不饥、苔白腻、脉濡缓为湿温；兼肢节酸痛、小便不利为风湿，等等。问清合并症以辨明病症性质类型。

（三）问诊的方法

明代医学家张景岳在总结前人问诊要点的基础上写成《十问歌》，后人又将其略作修改补充为："一问寒热，二问汗，三问头身，四问便，五问饮食，六问胸，七聋八渴俱当辨，九问旧病，十问因，再兼服药参机变，妇女尤必问经期，迟速闭崩皆可见，再添片语告儿科，流乙麻疹全占验。"

四、切诊

切诊是体征获取重要手段，是医生的一项技术。故《内经》说："切而知之谓之巧。"包括脉诊和腹诊两项内容。

（一）脉诊

《史记》认为："至今天下言脉者，由扁鹊也。"战国时的韩非在他的《韩非子》一书中也有类似的记载。

1.《内经》对脉诊的记载

（1）脉诊的部位

①动脉诊法：也称遍诊法。最初诊脉法是十二经都要诊察，"是动则病"。如《灵枢·经脉篇》《素问·方盛衰论》。

②三部九候法：《素问·三部九候论》把切脉的部位分为头、手、足三部，每一部又分天、地、人三候，三而三之，合而为九。

③人迎、气口诊法：《灵枢·四时气》载："人迎候阳，气口候阴。"

④寸尺之分：寸为寸口，尺为尺泽。《素问·脉要精微论》中指出："尺内两傍，则季胁也，尺外以候肾，尺里以候腹。中附上，左外以候肝。内以候膈，右外以候胃，内以候脾。上附上，右外以候肺，内以候胸中，左外以候心，内以候膻中，前以候前，后以候后。上竟上者，胸喉中事也，下竟下者，少腹腰股膝胫足中事也。"

⑤独取寸口：《素问·五脏别论》载："五脏六腑之气味，皆出于胃，变见于寸口。"

（2）脉搏的变化

①以息记数：《素问·平人气象论》载："人一呼脉再动，一吸脉再动，呼吸定息五动，闰以太息，命曰平人。"

②脉分阴阳：《素问·阴阳别论》载："所谓阴阳，去者为阴，至者为阳，静者为阴，动者为阳，迟者为阴，数者为阳。"

③四时脉法：《素问·平人气象论》提出"春弦，夏钩，秋毛，冬石"，脉随四时变化的现象。

④五脏脉：《素问·宝明五气篇》提出"肝脉弦，心脉钩，脾脉代，肺脉毛，肾脉石"五脏平脉。

⑤胃气脉：《素问·玉机真脏论》提出"无胃气则见真脏脉者

178

死"。

2.《难经》对脉诊的贡献

（1）提倡"独取寸口"。

（2）确立关部：《黄帝内经》中仅提出尺寸，而略于关部。"从关至尺，是尺内，阴之所治也；从关至鱼际，是寸口内，阳之所治也。"并且由《黄帝内经》尺泽过渡为尺部。"阴得尺内一寸，阳得尺内九分，尺寸终始一寸九分。故曰尺寸也。"

（3）溢覆之脉的提出："脉有太过，有不及，有阴阳相乘，有覆有溢、有关有格，何谓也？遂上鱼为溢，为外关内格，此阴乘之脉也。遂入尺为覆，为内关外格，此阳乘之脉也。故曰覆溢，是其真脏之脉，人不病而死也。"覆如物之覆，由上而倾于下也。溢如水之溢，由内而出乎外也。《素问·脉要精微论》说："阴阳不相应，病名曰关格。"

3. 张仲景《伤寒杂病论》的脉法成就

（1）脉症并重。

（2）全身性疾病用独取寸口，对杂病、危症参以趺阳、人迎、少阴。

（3）提出脉象分阴阳两大类：《伤寒论·辨脉法》载："脉有阴阳者，何谓也？答曰：凡脉大、浮、数、动、滑，此名阳也。脉沉、涩、弱、弦、微，此名阴也。"

4. 第一部脉学专著——《脉经》

（1）确立了二十四部脉象：浮、芤、洪、滑、数、促、弦、紧、沉、伏、革、实、微、涩、细、软、弱、虚、散、缓、迟、结、代、动。

（2）确立了"独取寸口"的诊脉部位："从鱼际至高骨却行一寸，其中名曰寸口，从寸至尺，名曰尺泽，故曰尺寸。寸后尺前名曰关。阳出阴入，以关为界，阳出三分，阴入三分，故曰三阴三阳。"这就明确了寸口脉分寸关尺，其中寸尺各得一寸，而关脉各从其中得三分，关脉占六分，寸尺各占七分。

（3）对两手六脉所主脏腑提出明确定位诊断："肝心出左，脾肺出右，肾与命门，俱出尺部。"

（4）脉、证、治统一：通过脉来认识证，最后解决治疗的问题。

（5）辨脉的阴阳、逆顺、虚实、生死以及各种杂病的脉证、妇人、小儿脉证等。

5. 现代脉象研究

（1）脉位的浅深

①浮脉：浮于皮肤表面，轻取即得，按之稍弱，但不中空，浮主表证。

②沉脉：行于筋骨，重按始得，轻取不应，主里证。

（2）脉率的快慢

①迟脉：一息三至，来去较慢，平均每分钟 60 次以下，主寒证。

②数脉：一息六至，往来较快，平均每分钟 90 次以上，主热证。

（3）脉管的充盈度（脉搏的强弱）

①虚脉：脉管内的血液充盈度不足，轻按便得，举之无力，按之空虚，主血虚。

②实脉：脉管内的血液充盈度增强，举按皆得，长大有力，主血旺。

（4）脉幅的宽窄

①巨脉：脉管粗大，脉幅宽大，血管充血扩张，应指满溢，主气盛。

②细脉：脉管收缩，细小如线，举按探取应指明显，主气少。

（5）脉体的长短

①长脉：脉管搏动的范围超过本位，首尾端直，过于本位，如循长竿，主有余，主气逆。

②短脉：脉管搏动的范围短小，不及本位，来去缩缩不能满部，主不足，主气滞。

（6）脉管的硬度

①弦脉：脉管硬度增强，端直以长，如按弓弦，按之不移，举之应手，主病久。

②软脉：脉管柔软，弹性良好，从容和缓，主新病。

（7）脉律的改变

涩脉：指下涩滞不前，不流利，脉大小不等，快慢不等，有力无力不等。

6. 复合脉

（1）滑脉：脉管柔软、滑利、弹性好、充盈度高、脉管迅速扩张又迅速缩小，不轻不重，举按并行，应指圆滑，是实脉和软脉的复合脉，主热、主痰。

（2）紧脉：脉搏急劲，状如绳索，搏动应指，是弦脉和实脉的复合脉，主寒，主痛。

（3）洪脉：脉幅宽大，脉管充盈，形大满指，搏动有力，是浮、巨、实的复合脉，主大热证。

（4）微脉：脉幅细小而软，脉管空虚，搏动无力，是细、虚、软的复合脉，主气血俱虚。

（5）濡脉：脉位在表，脉动细软无力，是浮、细、软的复合脉，主虚主湿。

（6）弱脉：极沉细而软，怏怏不前，按之欲绝未绝，举之即无。是沉、软、细的复合脉，主精血不足。

（7）革脉：浮弦中虚，状如鼓皮。为弦、浮、虚的复合脉，主亡血失精。

（8）牢脉：沉实有力，形大弦长，为沉、实、弦的复合脉，主阴寒证或动脉硬化。

（9）伏脉：隐伏深沉，着于筋骨，推筋着骨，重按始得，为沉、实复合脉、主心衰。

（10）散脉：浮散无根，轻取似有，按之即无，为浮、虚复合脉，主阳虚不敛、心衰。

（11）芤脉：浮大中空，形似葱管，为浮、虚、弦的复合脉，主失血、亡液、精亏。

（12）动脉：脉形如豆，厥厥动摇，滑数如珠，见于关上，寸尺俯下，为浮、实的复合脉，主大惊。

（13）大脉：脉管粗大，脉搏有力，是巨、实的复合脉，主阳热有余。

（14）小脉：脉管细小，脉体短促，是细、短的复合脉，主阴血不足。

（15）缓脉：脉管柔软、脉来和缓无力，为软、虚的复合脉，主虚热。

（16）促脉：脉来去数，时一止复来，为涩、数的复合脉，主心律不齐兼有热。

（17）结脉：脉往来缓，时一止复来，为涩、虚的复合脉，主心律不齐兼有虚。

（18）代脉：脉迟而一止，止有定数，不能自还，为涩、迟的复合脉，主心律不齐兼阴阳两虚者。

7. 病理特异脉

（1）寸口全息脉象说：古人在长期的医疗实践中发现，寸口脉可以反映全身的气血脏腑功能的生理病理状况。寸口脉搏是全身信息的窗口，是大脑在寸口的全息。《素问·五脏别论》说："五脏六腑之气味皆出于胃，变见于寸口。"《难经》也说："寸口者，脉之大会……五脏六腑之所终始。"寸口脉是人体的微缩，好似平卧着的人体。如图 2 - 17 所示：

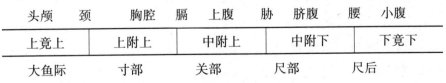

头颅	颈	胸腔	膈	上腹	胁	脐腹	腰	小腹
上竟上		上附上		中附上		中附下		下竟下
大鱼际		寸部		关部		尺部		尺后

图 2 - 17　寸口脉与人体对应关系

《素问·脉要精微论》把寸口脉分为：上竟上、上附上、中附上、中附下、下竟下五部分，并指出了前以候前、后以候后、左以候左、右以候右的基本原则。

（2）病理性特异脉的脉象

①溢脉：也叫上鱼际脉。脉过寸部直到腕横纹上，甚则直上鱼际，轻可切之跳动，重可望见搏动。《难经·三难》说"遂上鱼为溢，为外关内格，此阴乘之脉也"，为太过。《灵枢·脉度篇》说："阴气太盛则阳气不能荣也，故曰关。阳气太盛，则阴气不能荣也，故曰格。阴阳俱盛，不得相荣，故曰关格。"

清代冯兆张《冯氏锦囊秘录》云："上鱼者，脉上于鱼际者，世人常有此脉，脉同病异，不可以一例论也。有两手上鱼者，有一手上鱼者。若平人神气充实而有此脉者，此天禀之厚，元神充满，上溢于鱼也，其人必寿。若人素无此脉，一旦上鱼者，此病脉也。"

清代陈修园《二十八脉纲目》曰："或鳏寡思色不遂，心肝两部则洪长而溢鱼际。此是七情为患，而非有邪之脉也。"

清代吴道远《女科切要·调经门》曰："若面黄肌瘦内热，是谓童痨，诊其肝脉弦，出寸口，上鱼际，非药能所治也，急与之成婚则阴阳和，自然经行疾去矣，否则十死八九。"

《金瓶梅》第十八回有这样一段叙述："太医蒋竹山给李瓶儿诊病后说，学生适诊病源，娘子肝脉弦，出寸口而洪大，厥阴脉出寸口，久上鱼际，主六欲七情所致……"

溢脉为病脉——主阳气亢盛，平素并无此脉，病时乃出，治疗后此脉可消。症见头痛、头晕、梦多、耳鸣、牙痛、易怒，多见于脑溢血、高血压等病。

②紊脉：脉律不齐、艰涩难行、大小不等、快慢不等、有力无力不等。

仲景云："人病脉不病，名曰内虚，以无谷气，神虽固无苦。脉病人不病，名曰行尸，以无主气，卒眩仆不识人，短命则死。"

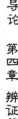

三部六病导论　第四章　辨证篇

紊脉多为隐性冠心病的早期诊断依据，患者无所苦，突然发病，三五分钟死亡。

附：动脉，脉搏动与正常人有别，指下有纵行跳动之感，关前一下，关后一下，交替跳动，摇摆不定，多由惊吓所致，心中常有惕惕不安之感。

鬼脉，右脉搏动一止而不复还，一分钟又至。左脉跳动正常，主神不守舍。患者夜与鬼交，极度虚弱。

③聚脉：又叫取关脉。寸口脉关部独大，寸尺弱而不显。有甚者，关脉聚而如豆，如杏核，如蚯蚓盘行，高出皮肤，视而跳动。聚脉类似短脉，李中梓说："两头低而沉下，中间突而浮起。"《素问·脉要精微论》说："短则气病。"《脉说》："有过于悲哀之人，其脉多短者，于此可占气之病矣。"症见：胸胁苦满，腹胀不欲饮食。

④覆脉：又称长弦脉。脉管弦而长，超出尺部向后延续数寸。《难经》说："遂入尺为覆，为内关外格，此阳乘之脉也。"奔豚疝气，凡寒实内结，气逆上犯，症见少腹痛急，气逆上冲，多见长弦脉。

（3）复合脉

①覆溢脉：张璐说："指下迢迢，上溢鱼际，下连尺泽，过于本位。"

②聚紊脉：《难经》说："脉居阴部而反阳脉见者，为阳乘阴也。脉虽时沉涩而短，此谓阳中伏阴也。"

③覆聚脉：《难经》说："脉居阳部而反阴脉见者，为阴乘阳也，脉虽时浮滑而长，此谓阴中伏阳也。"

（二）腹诊

腹诊是中医的主要取证手段和方法。早在《伤寒杂病论》对腹诊已广泛使用，如心下痞硬、心下悸动、心下痞、按之濡，腹满燥结、胃中有燥屎五六枚、少腹硬满疼痛等。由于封建礼教影响，腹诊不被重视而渐东移日本，西医学进入中国后，中医腹诊几乎不存在了。

1.《伤寒论》中对躯干的三分法

上焦：膈上心胸之位。

中焦：鸠尾下（剑突下）至脐上之位。可分为心下部（胃脘部）、胁下、腹部。

下焦：脐下至耻骨联合处，可分为少腹部、小腹部。

《伤寒论》中说："得汤反剧者，属上焦也。""理中者，理中焦，此利在下焦。"

焦者，聚焦之意，是水火集散之处。

2. 三阴三阳在躯干上的部位划分　阳气自上及下，表阳为始主开，枢阳居中为枢，里阳为终主合；阴气自下迫上，里阴为始主开，枢阴居中为枢，表阴为极主合。

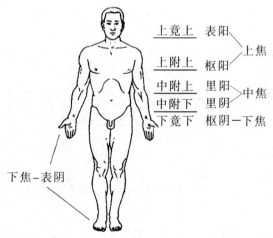

图 2 - 18　三阴三阳在躯干上的部位划分

3. 腹主动脉，两肾之间　呼吸不绝，此动不息，中医称之为肾气。《伤寒论》曰："若脐上筑者，肾气动也，去术加桂四两。"《金匮要略》也说："动在脐下者。"桂枝茯苓丸证。

4. 动悸所发之处　心中、心下、脐下

（1）虚里之动，在左乳下："心动悸。""病人叉手自冒心。"

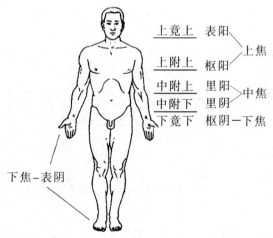
图中文字：
上竟上　表阳　— 上焦
上附上　枢阳
中附上　里阳　— 中焦
中附下　里阴
下竟下　枢阴 — 下焦
下焦–表阴

"覆手按压而得之，炙甘草汤证，桂枝甘草汤证。"

（2）动气在心下："心下悸"，动气从上脘逼于心下，桂枝加桂汤证，桂枝加龙骨牡蛎汤证，心下悸、头眩、身目眴动，真武汤证。

（3）脐底之动，按之有坚块：与气俱动，为桂枝茯苓丸证。"脐下悸"，自脐底起而冲心胸，休作有时，为苓桂甘枣汤证。

5. 现代腹诊手法　包括触诊，叩诊

（1）触诊是腹诊的重要方法之一，是通过医生手的感觉进行诊断的一种方法。借触诊可以了解某些脏器或病变的位置、大小、形态、表面情况、硬度、波动、搏动、压痛、摩擦感、移动度、温湿度及弹性等。触诊分为浅部触诊法与深部触诊法。

①腹部体表现代划分区：以两条垂直线和两条水平线把腹部分为九个区，上水平线为两侧第十肋骨下缘最低点的连线，下水平线为两侧髂前上棘的连线，两条垂直线是通过左右髂前上棘与前正中线相平行的线。

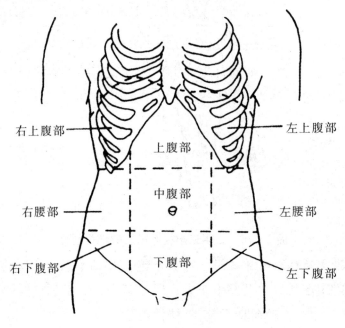

右上腹部　　　　　左上腹部

上腹部

右腰部　　中腹部　　左腰部

右下腹部　　下腹部　　左下腹部

图 2－19　腹部分区

②各区脏器的分布

右上腹部：肝右叶、胆囊、结肠肝曲、右肾上部、右肾上腺及十二指肠球部。

上腹部：肝左叶、胃幽门端、十二指肠、大网膜、横结肠、胰头、胰体、腹主动脉。

左上腹部：胃、脾、胰尾、结肠脾曲、左肾上部、左肾上腺。

右腰部：升结肠、右肾下部、部分十二指肠和空肠。

左腰部：降结肠、左肾下部、部分空肠和回肠。

中腹部：大网膜、肠系膜及其淋巴结、横结肠、十二指肠下部、空肠和回肠、输尿管、腹主动脉。

右下腹部：盲肠、阑尾、回肠下段、右侧卵巢、输卵管、淋巴结。

左下腹部：乙状结肠、左侧卵巢、输卵管、淋巴结。

下腹部：回肠、输尿管、子宫、膀胱。

③腹部触诊内容：

腹壁紧张度、压痛和反跳痛、腹部肿块、波动感、腹内器官的触诊（肝、脾、胆囊、肾、乙状结肠、横结肠、腹动脉等）。

（2）叩诊是医生用手指叩打病人身体某部，使之震动而产生音响，根据音响的特性来判断该部脏器的病变性质。

①肺部叩诊：被检查者最好取坐位。病理情况下，肺下界下降见于肺气肿，上升见于胸腔积液、胸膜粘连、肺不张以及腹水、鼓肠和肝脾肿大等。肺部正常的叩诊音为清音。

a. 浊音与实音：见于肺组织的含气量减少，如肺炎、肺结核、肺不张等。见于胸膜腔的病变有胸腔积液、胸膜肥厚粘连等。见于胸壁疾患的有胸壁水肿、肿瘤等。

b. 鼓音：见于气胸及靠近胸壁的肺内大空洞如肺结核空洞等。

c. 过清音：介于鼓音和清音之间的音响，如肺气肿。

②腹部叩诊：正常腹部叩诊所得的声响，除了肝浊音及部分脾浊腹腔音外呈鼓音。在胃肠道高度充气，人工气腹和胃肠穿孔时鼓

音更明显。肝脾极度肿大，腹腔内肿瘤和出现腹水时，鼓音范围缩小，病变部位可出现浊音。移动性浊音是诊断腹水的重要方法之一。叩击痛处用以探索深部脏器的病变。肝脏、脾脏、膀胱，叩诊可以判断脏器的大小和部位有无变化。

6. 中医腹诊　传统的腹诊以诊查腹壁的紧张度为主，腹壁的紧张度反映了内脏与肌肉的关联，或是支配内脏的脊髓断区，或是中枢神经紧张性的投影。

（1）腹壁的解剖学：腹壁分为皮肤、皮下组织、肌膜、肌肉、腹膜等各层。腹肌在正中线有白线，由表里两层肌膜构成。白线两侧依次为腹直肌、腹侧肌。自表层至深层有腹外斜肌、腹内斜肌、腹横肌。

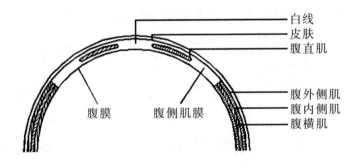

图 2 - 20　腹壁横断面图

（2）腹诊方法：将右手放在腹壁轻轻抚摸，依次对上腹部、脐部、下腹部进行腹诊。在上腹部，应注意腹直肌的紧张程度。如果紧张，要进一步注意仅是上腹部紧张还是已及于脐下，并且紧张的性质是薄而突出还是深而下沉，抑或上腹部全部广泛地强而紧张。然后再确察白线是否凹陷，幅度是否宽，白线幅度宽的则为虚证。其次从肋骨面的下缘向胸廓内推压，要注意是否软且易将手推向胸廓内，或紧张而有抵抗，患者是否感觉苦闷或痛，以察知有无胸胁苦满。在脐腹部腹诊最重要的是判断腹部动脉的症状，检查其有无搏动亢进、紧张、压痛等，并且要问清是否自觉腹部有搏动或动悸以及其他的部位。在下腹部，应先诊查腹壁的紧张度，观察下腹部是否全部膨满而紧张或弛缓，以及抵抗、硬结、压痛等情况。

（3）腹诊所见的主要表示方法

①腹满 {
全腹部的：腹满
局部的：心下满、少腹满、少腹肿痞、蠕动不安
}

②腹壁紧张度 {
紧张 {
季胁下：胸胁苦满，胁下硬满
心下部：心下痞硬、心下支结、心下痞坚、心下痞、结胸
腹直肌：里急、腹里（中）拘急
下腹部：少腹弦急，少腹拘急
}
迟缓 {
全腹部：腹软
心下部：心下软
下腹部：少腹不仁
}
}

③深在性变化 {
抵抗、硬结、肿块
压痛
少腹急结
腹动
肠鸣音
振水音
}

第三节　辨　证

证是中医学术思想特有的概念，是机体发生病变后所呈现的应变态势，是论治疾病的主要临床依据。

病是疾病的一个线型概念，它概括了疾病的发生、发展和转归

的全过程。病在它的过程中不会改变。证是疾病的一个点概念，它只反映疾病在某一阶段的病理特征。证是在不断变化的，一种病的发展过程中，可出现多个证型。证是动态的，是量变过程，病是静态的，病的改变是质变过程，它标志着病位、病性都发生了变化。证可以分为三类，一是疾病在体内发生急剧变化的症候，称为"急变证"，流行病、外感热病多属此类，辨证采用三部六病辨证方法。积于体内多年的慢性病，时好时坏，多年不变，称为"顽固证"，内伤杂病多属此类，如慢性气管炎、慢性肝炎等，这种病证多影响到整体的气血功能，故采用气血整体辨证。另外，有些病证仅仅是局部组织的局限性病变，而不涉及整体，只有局部的不适和功能改变，如结膜炎、前列腺增生、手足癣等，故采用局部证治观。

一、证的特性：证具有四性，即多样性、多义性、传变性、复合性

1. 证的多样性 同一本质的表现形式是多种多样的，同一本质的证其脉证反映也各不相同。在辨证中对四诊所收集的脉证必须透过现象认识本质，不为繁杂的脉证所迷惑。

（1）六病的多样性。同是里阳病，其表现形式多种多样，如大承气汤证、小承气汤证、调胃承气汤证、桃核承气汤证等。

（2）方证的多样性。如柴胡四大证单见一证便是。桂枝汤证第13条：头痛、发热、汗出、恶风。第53、54条：自汗出。第91、387条：身疼痛。

深入研究证的多样性，对扩大中医方证学，探求中医证本质是十分重要的途径。

2. 证的多义性 证的多义性是指症状、脉象而言的。因为一个方证只有一个本质，而构成证的症状、脉象却不如此。一个症状，脉象可反映不同的本质，或寒或热或虚或实。如"头痛"一症，可出现在"六病"任何一个病证过程中，这种证的非特异性表现，即

证的多义性。

（1）脉证的多义性。如"腹满"一症，在《伤寒论》中既可是里阴病的腹满证（66、232、238、381），也可以是里阳病的腹满证（111、219、241、254、322、381）。脉的多义性，如一个浮脉，可出于许多病证中，同一脉象在不同病证中反映不同的本质。又如"发黄"症，236、260 条为里阳发黄之茵陈蒿汤证；261 条为枢阳发黄之栀子柏皮汤证，262 条为表阳枢阳合病之麻黄连翘赤小豆汤证，231 条为小柴胡汤证，195 条为太阴发黄之茵陈五苓散证。辨证过程中，特异性病证很少，大多为非特异性的多义证，可变见于六病各种病证中，临证必须认真辨析，切不可头痛医头，足痛医足。

（2）反义证：反义证是证的多义性中一种特殊类型。如《伤寒论》第 366 条之发热、面色赤的"戴阳证"，第 219、350 条的四肢厥冷的白虎汤证。反义证大多为危重证，真寒假热或真热假寒的寒热反义证，在辨证中应十分慎重，否则，一错则不可挽回。

（3）越部证：《伤寒论》对三部的病证范畴虽然作了明确的划分，但证的出现绝非循规蹈矩，往往出现越部证。所谓越部证，就是病属本部，证越他部，在辨证中只能反映病势大小，而不能反映病位之所在。

《伤寒论》252 条："伤寒六七日，目中不了了，睛不和，无表里证，大便难，身微热者，此为内实，急下之，宜大承气汤。"其中"目不了了，睛不和"，病属里阳，证越表部头面，它只反映承气汤证的病势扩大波及表部，而不能定位于目睛，治用大承气汤急下之，不治目而目自愈。头面五官病症多属越部证。又如《伤寒论》第378 条"干呕，吐涎沫，头痛者，吴茱萸汤主之"。本条之"头痛"属越部证，治用温中散寒之吴茱萸汤，里阴病除，头痛自解。越部证往往是在大堆本部病症中间夹杂一两个他部证，辨证论治时只需治疗本部病证，越部证当自愈，绝不可把越部证混同于兼证、合证之类。如葛根汤证的"下利"。

整体病、局部病中也有许多越部证，如胰头癌出现的阻塞性黄疸，糖尿病出现的许多合并症等，辨证时必须认清本病和越部证，才能准确、有效地从根本上控制疾病。

3. 证的复合性　机体是一个有机整体，各部之间是相互联系、协调统一的。人体的整体性表现在气血上，通过气血的循行，达成机体的统一。证的出现，单一的少，复合的多。恩格斯说："辩证法不知道什么是绝对分明和固定不变的。"证的复合形式分为四类：合病、部证、合证、兼证。

（1）合病：病邪在三部定位后，有的部呈现兴奋性的阳性病应变态势，有的部呈现抑制性的阴性病应变态势。这样由于部位的不同，就出现了阳性或阴性症候群，形成了不同部位之中的六病并存的病理变化，称为合病。合病是在异部中相合，每部的病变都具有独立的症候和特定的性质。

（2）部证：同一部感受病邪而表现的两种病性不同的症候相互作用，相互融合，并存于同一部位，呈现出一种非寒、非热、非虚、非实的混合统一应变态势，叫部证或者并病。部证中的寒热虚实都失去了其独立性和特殊性，表现出同一性，即部性，而没有病性。因为同一部上不能同时并见阴性病和阳性病，部证是病变的统一状态。两种不同性质的矛盾依据一定条件，共存于同一部中，这种条件就是同一性。我们把这种矛盾双方并存于同一体的病证叫作部证。

（3）兼证：疾病的存在形式有时仅表现其中某一个方面，或寒，或热，或虚，或实，六病与这种单一性质的病证共见的应变态势，叫兼证。兼证有其独立性。

（4）合证：两种以上不同性质的单证相互并见的疾病应变态势，叫合证。有同一部中不同性质的单证相合，有不同部位单证的相合，每一单证具有独立性。

证的复合性是证的基本特性，研究证的复合性，有助于对中医整体观念在辨证中的应用，以及对复方治疗的深刻理解。

4. 证的传变性　证本身不是疾病，而是疾病本质的反映和外证，是机体发生疾病后的一种应变态势，是疾病信息的记录。任何疾病都具有其发生、发展和转归的演变过程，作为反映疾病本质的证，同样伴随着疾病的演变过程和机体的反应态势而发生相应的变化，这就是证的传变性。仲景对证的传变性十分重视，如《伤寒论》第16条："太阳病三日，若吐、若下、若温针、仍不解者，此为坏病，桂枝不中与之也，观其脉证，知犯何逆，随证治之……常须识此，勿令误也。"

疾病病位由本部传至他部的过程称为传，病性由阳性转化为阴性，或由阴性转化为阳性称为变。恩格斯说："转化过程是一个伟大的过程，对自然界的全部认识都综合于这个认识过程中，这样一种认识构成了辩证自然观的核心。"转化是事物的普遍规律，也是疾病发生、发展的基本规律。自然界没有一成不变的事物，事物的发展、激化、转化过程，才能显现出事物的阶段性来，具体到疾病来说，六病的传变，就是机体与病邪相互斗争在各个发展阶段的具体反应。

（1）以证测变

《伤寒论》第四条："伤寒一日，太阳受之，脉若静者，为不传，颇欲吐，若躁烦，脉数急者，为传也。"病证传与不传以脉症为据，见证而后知变，这是证的空间概念。它与体质有密切关系。证是机体物质和能量在时空中分布不平衡所产生的不适感。证随时空的不同而发生变化，这就是证的时空性。《伤寒论》第301条："少阴病，始得之，反发热，脉沉者，麻黄细辛附子汤主之。"第302条："少阴病，得之二三日，麻黄附子甘草汤微发汗，以二三日无证，故微发汗也。"这两条是证的空间未变而时间变化的例证。

（2）发病时和欲解时在辨证中的预测作用

《伤寒论》中仲景对每病证的发病时间都做了记录。如"太阳之为病"即在太阳时段发病，出现脉浮、头项强痛而恶寒者叫太阳病，太阳病在其对应的时间段或发病或病证明显加重，这一现象我

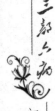
们称之为太阳病的"显现时"。如果得到对证治疗，太阳病也多在这一时段愈解，或者说治疗后在这时段不再出现，表明太阳病已愈解，因此，我们也把这一时段称为太阳病的"欲解时"。六病皆习用于这一规律。"显现时"与"欲解时"既矛盾又统一。

表2-11　《伤寒论》六病欲解时

原文次序	太阳病	阳明病	少阳病	太阴病	少阴病	厥阴病
欲解时	9~15 从巳至未 上	15~21 从寅至辰 上	3~9 从申至戌 上	21~3 从亥至丑 上	23~5 从子至寅 上	1~7 从丑至卯 上
条文码	9	272	193	275	291	238

论中仲景对六病"欲解时"和"显现时"作了全面论述。发病是由于机体三部功能在它相应的时间气血开合失灵而致，如果通过治疗，三部的气血开合恢复正常，在对应的时间病证就会消失。慢性病、杂病也一样，发病时，显现时，痊愈时，是统一的，这就是证的时间概念。

（3）证的传变方式

六病的相互转化，有单一转化，有复合转化，有自然转化，有条件转化。一般影响六病的因素包括邪气的强弱、体质的特点、治疗的正确与否以及治疗是否及时。汗、吐、下多为导致六病传变的外在条件，传变与否由邪正双方及治疗三方面相互影响，共同作用。如《伤寒论》第149条，同一柴胡证，误下后出现三种转归，有证不变者，有转为结胸者，有转为痞证者。

（4）证的转归

①向愈：通过治疗或机体的自身抵抗力，疾病康复。

②恶化：由于误治、失治或抵抗力下降，病情加重。

③相持：疾病处于暂时的相持状态。

④死亡：呼吸衰竭而引起的死亡称肺死；循环衰竭而引起的死亡称心死；胃肠衰竭而引起的死亡称胃死。

由肺死、心死、胃死终将引发的脑死亡才是真正的临床死亡。

二、辨证方法

《伤寒杂病论》是一部辨证论治的专著，其创立的辨证方法是中医辨证论治的规矩方圆。在正式辨证以前，根据四诊所得的资料，首先区分开疾病三大类：急变证（伤寒）、顽固证（杂病）、局部证。其次是病因诊断，明确病名，在现阶段最好是采用现代医学的诊断方法，做出诊断。尽可能避免使用那种模糊诊断，如伤寒、中风、温病、湿温等，如果现代医学不能确诊，可使用"主诉待查"的方法暂名。

1. 辨病位　辨证之初，先辨病位，皮之不存，毛将焉附。

（1）依部定证：《伤寒论》的辨病位是从三部入手，着眼病证归类。所谓"观其脉证，知犯何逆"。以病度常，道在于一，生理之三部与病理之三部理当一致。第148条："伤寒五六日，头汗出，微恶寒，手足冷，心下满，口不饮食，大便硬，脉细者，此为阳微结，必有表，复有里也，脉沉，亦在里也。汗出为阳微，假令纯阴结，不得复有外证，悉入在里。此为半在里半在外也。"条文中明确提出了人体的三部概念——表、里、半在里半在外。微恶寒属表阳，手足冷属表阴，病在表；心下满，口不欲食属里阴，大便硬属里阳，病在里；头汗出属枢阳，脉沉细属枢阴，病在半表半里。三部的概念和病证紧密联系在一起，这就是仲景的病理三部概念。

《伤寒论》398条，130余个脉证，仲景根据其发生的部位进行分类，起于表的称为表证，起于里的称为里证，起于表里之间的称为表里证。其中带有明显部位描述的50余个病证，勾画出的三部病证范畴如下。

表部：头面、项背、四肢、周身皮毛、筋骨及肺系。故有表阳诊头项，表阴诊手足之说。

里部：上自胸上，下到小腹，中有心下、胃腹，旁达少腹，包括整个消化系统。故有里阳诊胃，里阴诊腹之说。

半表半里部（枢部）：上至咽喉、旁达两胁、前为心胸、后有心背。故有枢阳诊胸胁，枢阴诊心背之说。

《伤寒论》第61条："下之后，复发汗，昼日烦躁不得眠，夜而安静，不呕，不渴，无表证，脉沉微，身无大热者，干姜附子汤主之。"本条可帮助我们学会辨病位。"昼日烦躁不得眠，夜而安静"，应当为"夜而烦躁不得眠，昼日安静"的错简。病人经过下之后，不呕为无里阴病，不渴为无里阳病，经过复发汗，又无表证，这样就排除了表、里二部病证，剩下就只有半表半里证。沉微之脉为心衰之兆，枢阴病危候，与"夜而烦躁不得眠"的枢阴病显现时间一致。"无大热"说明有小发热，枢阴为寒证，今有小热当属真寒假热、真阳外越之证，急用干姜附子汤回阳救逆。

（2）依腔定脉：取脉之法，独取寸口，寸口为脉之大会，五脏六腑之所终始。寸口脉定位有寸、关、尺三部，从关至鱼际是寸口内，阳之所治，主上，从关至尺，是尺内，阴之所治，主下，关部占寸与尺各三分之一，合而为关。《难经·十八难》说："盖三部者，以寸关尺分上中下也。"又说："上部法天，主胸以上至头之有疾也，中部法人，主膈以下至脐之有疾也，下部法地，主脐以下至足之有疾也。"

人体横向划分则为表、枢、里三部，纵向划分则成上、中、下三焦，胸以上至头为上，膈以下至脐为中，脐以下至足为下。表、枢、里三部的划分重在系统功能性和独立性，上、中、下三焦的划分突出了整体性和系统的相互关联性。通过表、枢、里和上、中、下形成了机体纵横交错的立体网络系统。上焦包括颅腔和胸腔，颅腔为大脑中枢所在地，是气的升降出入的总枢纽，胸腔是心肺所在地，是呼吸和循环的总枢纽，颅腔的气机病变在寸口脉集中表现在鱼际部，胸腔心肺功能障碍集中表现在寸部。中焦为膈以下、脐以上的腹腔部位，是肝胆、脾胰、胃肠所在地，主要完成消化吸收功能，腹腔发生病变多对应于关部。下焦是脐以下的盆腔，为泌尿系统的肾、膀胱，生殖系统的卵巢、子宫以及消化系统的下段所在地，盆腔的气血障碍多表现在尺部及尺后。

（3）依器定病：局部组织结构的病理改变，必须依据现代临床各科的具体诊断方法和特殊设备进行确诊，排除整体因素影响后来定位诊断。如白内障、痔核、鸡眼、食道憩室等。

2. 辨病性　《素问·阴阳应象大论》说："察色按脉，先别阴阳。"定位之后，次以定性。《素问·调经论》说："阳虚则外寒，阴虚则内热，阳盛则外热，阴盛则内寒。"寒热是病性通过证在机体的外象，其本质是阴阳的盛衰。

（1）据证定性：《伤寒论》第七条："病有发热恶寒者，发于阳也，无热恶寒者，发于阴也。"这里的阴阳有表里的含义，发热恶寒是表阳证，无热恶寒是里阴证，仲景对阴阳两大类症候进行了三部的划分，分而为六，即六病。如第 187 条："伤寒脉浮而缓，手足自温者，是为系在太阴……至七八日，大便硬者，为阳明病也。"本条在定位里部的前提下，然后据证定性，划归阴阳，里部证属阴者为太阴，属阳者为阳明。《伤寒论》六病提纲症是据证定性的大纲。

表部　{太阳之为病，脉浮、头项强痛而恶寒。
　　　　厥阴之为病，手足逆冷，脉细欲绝。

枢部　{少阳之为病，口苦、咽干、目眩。
　　　　少阴之为病，脉微细、但欲寐。

里部　{阳明之为病，胃家实是也。
　　　　太阴之为病，腹满而吐，食不下，自利益甚，时腹自痛。

表部阳性病为太阳证，太阳主开，开折则腠理闭塞，玄府不通，呼吸不畅，出现无汗而喘。发热恶寒是太阳证的热型。表部阴性病为厥阴证，厥阴主合，合折则动静脉不相顺接，脉不通，血凝泣，寒独留，四末逆冷。腠理开泄，卫阳浮越于外，则翕翕发热、啬啬恶寒，浙浙汗出，时发热，自汗出为卫阳浮越之象。

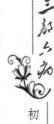

里部的阳性病为阳明证，阳明主合，合折则腑气不通，胃家实，大便难。里部的阴性病为太阴证，太阴主开，开折则气血不行，寒留于中，出现腹满，时腹自痛，下利益甚。

枢部的阳性病为少阳证，少阳为二阳之枢，枢机不利，则胸中满而烦，热邪流散于周身则发热、口苦、咽干、目眩、小便黄。枢部的阴性病为少阴证，少阴为二阴之枢，枢机不利，则寒滞心胸，出现口中和，背恶寒、心动悸、脉微细，但欲寐，寒邪弥散周身，则下利清谷，手足厥冷，脉微欲绝。

丹波元坚说："所谓病者，三阴三阳是也。"三部是病位，六病是病性，三部六病是对系统病证的高度概括和分类。病位之大不越三部，病性之繁不出六病。

（2）据脉定性：以脉之有余与不足，而分辨四腔气血多寡盛衰。《难经·三难》说："关之前者，阳之动也，脉当见九分而浮，过者法曰太过，减者法曰不及，遂上鱼为溢，为外关内格，此阴乘之脉也。关之后者，阴之动也，脉当见一寸而沉，过者法曰太过，减者法曰不及，遂入尺为覆，为内关外格，此阳乘之脉也。"《难经·二十难》又说："脉居阴部而反阳脉见者，为阳乘阴也。脉虽时沉涩而短，此谓阳中伏阴也。脉虽时浮滑而长，此谓阴中伏阳也。"覆溢之脉为上下相离之象，乃真脏之脉，凡见溢脉者为阳亢于上，覆脉者为阴凝于下。关格之脉为气郁于膈部，在脉则关脉独大。寸脉出现沉涩而短，为阴乘阳，阳中伏阴。尺脉出现浮滑而长，为阳乘阴，阴中伏阳。依此则可据脉定性。

（3）据病定性：局部组织结构发生病变，范围局限，不影响整体的功能活动，症候单纯。机体的框架是每个局部联结起来的，如四肢百骸、五脏六腑、五官九窍等实质性器官，虚损则功能衰退，组织萎缩，增生则功能亢进，组织肿胀。

3. 辨方证

《伤寒论》第16条"观其脉证，知犯何逆，随证治之。"是辨证的一个完整过程。辨病位、辨病性只完成了"观其脉证，知犯何逆"这一步。辨证是为了论治，论治是辨证的目的。病位明、病性清只是完成了从特殊到一般，从个性到共性的辨证过程。辨方证是在"知犯何逆"的基础上，找出方证的特殊性，并针对其特殊性，确定相应的方药，达到"随证治之"的最终目的。

（1）辨性定方：《素问·五常政大论》说："病有久新，方有大小，有毒无毒，固宜常制矣。"针对病证的单复，病势的缓急，病程的新久，采用相应的方剂，这个从病证共性中找出某一"症候群"的个性即"汤证"，就是辨证定方。

共性由无数个性组成，无个性就无共性。一个病证中包含着许多方证，方证的分类固然很多，但本质只有一个，那就是"方性"，不了解方证就不能全面了解六病的具体治疗。在具体临床时，一证一方，针锋相对，收效甚捷。方证有时包括若干个症候，但见一症便是，不必悉具。方证是最后归类的症候，是疾病的具体表现形式。

如太阳病，项背强几几、无汗、恶风，葛根汤证。汗出而喘、无大热，麻杏甘石汤证。脉浮紧、发热恶寒、身疼痛、不汗出而烦躁者，大青龙汤证。

厥阴病，手足厥寒，脉细欲绝，当归四逆汤证。头痛、发热、汗出、恶风，桂枝汤证。干呕、发热而咳、心下有水气，咳而微喘、发热不渴者，小青龙汤证。

阳明病，脉迟、虽汗出、不恶寒，其身必重、短气、腹满而喘、有潮热，大承气汤证。谵语、发潮热、脉滑而疾，小承气汤证。发汗不解，蒸蒸发热，调胃承气汤证。

太阴病，脉浮、小便不利、微热消渴，五苓散证。自利不渴、寒多不用水，喜唾、久不了了，胸上有寒，理中汤证。食谷欲呕，吐利，手足逆冷，烦躁欲死者，吴茱萸汤证。

少阳病，虚烦不得眠，若剧者，必反复颠倒，心中懊恼，栀子豉汤证。脉滑而厥，里有热，白虎汤证。心中烦，不得卧，黄连阿胶汤证。

少阴病，发热、心下悸、头眩、身瞤动，振振欲擗地者，真武汤证。口中和，其背恶寒者，或身体痛、手足寒、骨节痛、脉沉者，附子汤证。

辨证定方是仲景辨证论治原则性与灵活性的有机结合，是于共性之中辨求个性的方法。马克思主义活的灵魂是具体问题具体分析。那么张仲景的活的灵魂就是"辨证定方"。

（2）辨脉定方：气血之病变，病位虽广，不出三焦四腔，病性虽多，不出过与不及。这只是气血病证的共性，从共性中找出个性，是辨证定方的最终目的，也是治疗疾病的最终手段。

《难经·四难》说："脉有阴阳之法……浮者阳也，沉者阴也，故曰阴阳也。心肺俱浮，何以别之？然浮而大散者，心也，浮而短涩者，肺也。肾肝俱沉，何以别之？然，牢而长者，肝也，按之濡，举指来实者，肾也。脾者中州，故其脉在中，是阴阳之法也。"

脏腑明，则辨脉定方易也。脏腑之气血功能病证，除在脉有反映外，还必须借助于现代仪器诊断，明确病情，抓住重点。偏于气机病变者，以调气为主，偏于血运病变者，以理血为主。

$$
理气方\begin{cases} 调神平亢汤证 \\ 调心理乱汤证 \\ 调胃舒郁汤证 \\ 调肠解凝汤证 \end{cases}
$$

$$
理血方\begin{cases} 通窍活血汤证 \\ 血府逐瘀汤证 \\ 膈下逐瘀汤证 \\ 少腹逐瘀汤证 \end{cases}
$$

（3）辨病定方：每一局部，由于其结构和功能不同，因而其病变表现各异而局限。临床上不同专科分工，以其局部诊断和局部治疗为主要特征。

4. 以方定名 "类概念是事物的本质和规律。"一组"症候群"构成一个方证的本质和规律。《周易·系辞上传》说："方以类聚，物以群分。"由数味药物配伍形成一个方剂的汤性，一个方剂的汤性，其本质只有一个。汤性不是药性的相加，而是通过药物之间的相溶和化合，形成了一个有机整体，出现了一种功能，叫作汤性。一个方剂反映一个汤证的本质和规律，非此方不治此证，非此证不用此方，一方一证，两相呼应，相得益彰，以方名证是仲景的创举，是最科学的证的命名方法。一个方证是一组症候群的本质和病理，只有方才能提示证的本质和规律，反映证的轻重缓急，验证证的长短曲直，揭示证的单复奇偶。

如桂枝汤治疗桂枝证，柴胡汤治疗柴胡证，承气汤治疗承气证，以方名证，方证互证，既体现了规律性，又提示了本质性。只有桂枝汤才能提示桂枝证的本质。以方测证，以证测方，方证互证，方证互补是检验方证正误的尺度。

（1）以治求证：《伤寒论》第100条载："伤寒阳脉涩，阴脉弦，法当腹中急痛，先与小建中汤，不瘥者，小柴胡汤主之。"阳脉涩，阴脉弦，腹中急痛，小建中汤证和小柴胡汤证中都可出现，但二证的本质是不同的，只有通过治，才能提示和验证证的本质。

（2）以治测证：《伤寒论》第214条载："阳明病，谵语，发潮热，脉滑而疾者，小承气汤主之。因与承气汤一升，腹中转矢气者，更服一升，若不转矢气者，勿更与之，明日又不大便，脉反微涩者，里虚也，为难治，不可更与承气汤也。"服小承气汤后，腹中转矢气者，证明汤证相投，若腹中不转矢气，而且脉由滑而疾转为微涩，说明汤证不相投，是里部衰竭的表现。不大便是肠麻痹，蠕动无力所致，脉滑疾是迷走神经衰败，交感神经兴奋的假象。

（3）以方定名：无论是整体病证，还是三部病证或是局部病证，最终的诊断定名以治愈的方药命名是最科学的。

三部六病导论 第四章 辨证篇

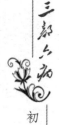
第四节　三部六病的辨证体系

三部六病辨证是辨证的核心内容。三部是整体和局部、气血和框架的有机结合和完美统一。在三部六病辨证体系中，气血是整体的，框架是局部的，寒热是整体的，虚实是局部的，因此，三部六病辨证又可称作"系统辨证"。

一、三部六病辨证体系中的基本规律

202

1. 六病的寒热是整体的，虚实是局部的　机体的整体性表现在气血上，通过气血的循行达成机体的统一。机体之中阴阳分而为三，合而为一，血多则热，血少则寒，气盛则热，气虚则寒，寒热存在于气血之中，气血是整体性的，因而寒热也是整体性的。在治疗上三阳病的热与三阴病的寒是相通的，如桂枝汤、四逆汤通治三阴之寒，白虎汤、泻心汤通治三阳之热。

虚实提示三部系统的功能强弱盛衰，必须落实在三部之中才具有现实意义和治疗意义。也就是说，六病必须与三部的虚实结合起来才具有特异性和独立性。三部的虚实在治疗上是不相通的，表实只能使用汗法，里实只能使用吐、下法，枢实只能使用疏散法；三阴病的虚也各有其特殊性，表虚使用当归四逆汤养血通脉，里虚只能使用苍术干姜汤（苓桂术甘汤）健中燥湿，枢虚只能使用人参附子汤强心益气。

2. 胸为至阳，腹为至阴　胸腔为人体热量最集中的地带，也是热量最不易散失的地方，所以胸腔热象是热性病最旺盛的阶段，三阳之热，枢阳最盛。温病学的卫、气、营、血辨证，其中气、营、血三个阶段都属于枢阳病范畴。枢阳病是热性病的重要过程。

腹腔为人体热量最不易达到而且散失较快的地带，所以腹部最怕受凉。腹腔是虚寒证最易形成的位置，里阴病是虚寒证中最常见的病证。因而补土派成为温补学派核心力量。

3. 阳病久治不愈取里阳，阴病久治不愈取枢阴　阳性病经历长时间的病程，大量代谢产物积聚在人体，痰、水、血、食只有通过胃肠道方可排出体外，因此，阳性病久治不愈必取里阳。

阴性病经历长时间的病程，必然影响心脏的功能，形成枢部虚寒证，波及全身，所谓"虚久及肾"，实际上是全身功能低下，心脏功能衰退的表现。

4. 六病是一个时间和空间的双重概念　六病的时间性表现为一天之中六个时间段。六病与其相应的六时，既是六病显现时，即发病、病显、病重、病危，也是六病的欲解时。据此可作为"六时辨证"和"六时论治"的依据。

六病的空间性表现在三部之中。六病的主症，即纲领证和核心证是六病在空间中的特异性表现，是六病辨证和论治的空间依据。

子午流注学说是中医的时间医学。子午是两个对应的时间概念，一年之中子为冬至，午为夏至，一天之中子为夜半，午为日中。古人把农历十一月作为子月，五月则为午月。急变证多在一天之中随时间而变化，顽固证多在一年之中随季节而变化。冬病夏治就是这一思想的具体应用。

二、二十三基础证

基础证是三部六病辨证体系中的基本证型，其他证型是由基础证复合而成。

1. 十二单证　寒、热、虚、实是疾病表现的四种基本形态，也是辨证的四种基本单元。三部发生病变，可出现十二种表现形式，由于证型单一，我们称为十二单证。

（1）表热证　主症：发热恶寒

　　　　　　　类症：身热寒战，脉浮数

（2）表寒证　主症：手足逆冷

　　　　　　　类症：肢节痹痛，脉浮紧

（3）表实证　主症：头项强痛，无汗而喘

　　　　　　　类症：无汗恶风，咳嗽气紧

（4）表虚证　主症：脉细微，自汗出

　　　　　　　类症：肢乏无力，肤色苍白

（5）里热证　主症：日晡所发潮热

　　　　　　　类症：发热谵语，不恶寒，反恶热

（6）里寒证　主症：腹中冷，时腹自痛

　　　　　　　类症：下利清谷，自利不渴

（7）里实证　主症：不大便，胃家实

　　　　　　　类症：大便难，腹胀满而痛

（8）里虚证　主症：腹满，大便溏

　　　　　　　类症：食不下，吐利

（9）枢热证　主症：胸中烦热，身热烦

　　　　　　　类症：寒热往来，口苦咽干，小便黄

（10）枢寒证　主症：背恶寒

　　　　　　　类症：身寒倦怠

（11）枢实证　主症：胸中窒满

　　　　　　　类症：胸中懊恼，胸胁苦满

（12）枢虚证　主症：心动悸

　　　　　　　类症：短气、心慌、虚烦不得眠，惕惕不安

2. 六病　热、实是本质相同的一个病理过程中的两个方面，往往相伴而生，它构成的统一病证称为阳性反应，同理，由虚、寒构成的统一病证称为阴性反应。三部之中各有阴阳两类病性不同的病理反应，我们称之为六病。

（1）表阳病

主症：头项强痛，发热恶寒，无汗，脉浮或咳喘。

表阳病是表部阳性病，头项强痛为表阳病的必见症，从病的好发部位和病证的表现特点，将头项强痛列为表阳病核心证，作为本病的代表性症候，故有表阳诊头之说。脉浮，无汗而喘，发热恶寒为表阳病的纲领证。由于咳喘不是表阳病的必见症，故加"或"字。

（2）表阴病

主症：手足逆冷，脉细，恶寒，肢节痹痛。

表阴病是表部的阴性病，手足四末距离心脏最远，表部虚寒时，手足逆冷首先出现，标志着表阴病的病位和病性，故列为表阴病的核心证，有"表阴诊手足"之说。脉细欲绝、恶寒，肢节痹痛是表阴病的本质反映，列为表阴病的纲领证。

（3）里阳病

主症：胃家实，发潮热，自汗出，大便难。

里阳病为里部阳性病，热邪壅盛，饮食积滞是里阳病的首要表现，故"胃家实"为其核心证。《灵枢·本输篇》说"小肠大肠皆属胃。"胃家指整个胃肠道而言，实指实有其物，故有"里阳诊胃"之说。发潮热、汗自出、大便硬是里阳热实证的必见症和本质性的病理反应，因而被列为纲领证。

（4）里阴病

主症：腹满，或吐，或利，时腹自痛。

里阴病为里部阴性病，在里部实则阳明，虚则太阴。里阳病热实主要表现在大肠，里阴病虚寒主要表现在小肠。小肠的吸收功能降低，中医称之为"脾虚"。腹满是脾胃虚寒的集中表现，是一个病位、病性具备的代表性症候，所以选作里阴病核心证。吐利在里阴病中不一定同时兼具，故或吐，或利，时腹自痛列为里阴病的纲领证，里阴病多以腹部症候为最突出，故有"里阴诊腹"之说。

（5）枢阳病

主症：胸中热烦，胸满，身热或寒热往来，口苦咽干，小便黄赤。

枢阳病为枢部阳性病，枢部的热表现为两种形式：一是波及全身的亢盛之热，一是蕴积局部的火毒之邪。"胸中满而热烦"道出了枢阳病的病位、病性和病势，列为核心证，故有"枢阳诊胸"之说。枢阳热顺血运波及全身，故见身热，热邪有出表走里之势而寒热往来。热邪伤律，在上则口苦咽干，在下则小便黄赤，故列为枢阳病纲领证。

中医把全身性体温升高称为热，局部性发炎称为火，有时热和火同时兼见。热宜清，用白虎汤类，火宜泻，用黄芩汤类。

（6）枢阴病

主症：心动悸，背恶寒，短气，或脉微细。

枢阴病是枢部的阴性病，主要病变是心功能不全的一种表现。心动悸是枢阴病的必见症。动者，心慌、心跳之感；悸者，惊悸、惕惕不安之感，均为枢阴虚寒典型征象，故将心动悸列为核心证，以概括枢阴病之病位、病性。所以有"枢阴诊心"之说。背恶寒是心阳虚的预兆，也是诊断心衰的可靠指征，指两肩胛骨之间，后心一巴掌大小处发冷恶寒。心衰后，肺部瘀血、组织缺氧，故见短气。脉微细是枢阴病的多见症状，但非必有症，单纯脉细微三阴病皆可见到，非枢阳病独有。另外，心衰时也可出现脉浮大而烦躁不眠者，故在脉微细前加"或"字。背恶寒、短气或脉微细组成枢阴病纲领证。

3. 部证　兴奋和抑制两种病性不同的症候，依据一定的条件，并存于同一部中，呈现一种非寒非热非虚非实的统一状态，即同一性，只有部性，而无病性，称之为部证。

（1）表部证

主症：项背强几几，恶风，有汗或无汗，骨节疼痛。

206

表部的部证是根据《伤寒论》第14条列出的。葛根汤证是表部证的代表症候，项背强几几是头项强痛的类症，只有程度之别，形容项背拘急、俯仰不能自如之状。无汗乃表实之症，汗出是表虚之候，葛根证二者皆见，虚实并存。恶风乃恶寒轻症，属表热所致，骨节疼痛为表寒所致。由此可知，表部寒热虚实俱在，又非寒非热非虚非实之统一状态。

（2）里部证

主症：胃中不和，心下痞硬，干噫食臭，胁下有水气，腹中雷鸣，下利。

里部的部证根据《伤寒论》第175条列出。"胃中不和、心下痞硬、干噫食臭"似里阳病，"胁下有水气，腹中雷鸣，下利"似里阴病，但寒热虚实均不分明，难分阴阳，只有部性，生姜泻心汤证为里部证的代表证。

（3）枢部证

主症：胸胁苦满，寒热往来，心烦喜呕，心下悸，小便不利。

枢部的部证根据《伤寒论》第96条"伤寒五六日，中风，往来寒热，胸胁苦满，默默不欲饮食，心烦喜呕……小柴胡汤主之"列出。

小柴胡汤中黄芩、柴胡清泻枢部实热，人参、甘草、大枣温补枢部虚寒，生姜、半夏降逆止呕，和调脾胃。全方寒热并用，补泻并施，协同治疗枢部枢机不利，气机不畅。

4. 体证　机体是一个整体，机体的阴阳分之为三、合则为一。病邪侵及机体，在未定位之前，表现出两种反应。一种是阳性反应，呈亢奋性的、良性的、进行性的症候。一种是阴性反应，呈抑制性的、恶性的、衰退性的症候。

（1）体阳证

主症：发热，自汗出，口渴，脉滑或手足厥冷。

体阳证的主症根据《伤寒论》的219条"三阳合病，腹满，身

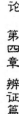

三部六病导论　第四章 辨证篇

重，难以转侧，口不仁，面垢，谵语，遗尿，发汗则谵语，下之则额上生汗，手足逆冷，若自汗出者，白虎汤主之"，以及第176条、350条列出。脉滑是机体气血旺盛，抵抗病邪有力的一种外在表现，发热则是机体抗邪的一种反应。自汗出为机体抗邪，有欲外出之势，内热炽盛，伤耗津液则口渴。热极似阴则出现手足逆冷的真热假寒之象。

（2）体阴证

主症：恶寒，手足厥冷，下利清谷，脉沉微或其人面色赤，发热。

体阴证的主症是根据《伤寒论》第317条"少阴病，下利清谷，里寒外热，手足厥逆，脉微欲绝，身反不恶寒，其人面色赤……通脉四逆汤主之"和第369条"下利清谷，里寒外热，汗出而厥者，通脉四逆汤主之"列出。体阴证的出现，标志着正气被夺，精血被损而出现的一系列虚寒症候。体内各组织器官，心为五脏六腑之大主，无论外袭之寒，还是内生之寒，整体的阴寒证仍以心脏功能变化为其决定因素。心输出量的下降，肌肤和四末得不到气血温煦则出现以手足厥冷为主的一系列表现。胃肠得不到气血的温煦而形成下利清谷为主的胃肠阴寒的症候。背恶寒是心衰的预兆，心功能下降则整体出现恶寒。脉微欲绝是气血供应不足的一个明证。体内阴寒过盛，格阳于外，使阳气向外浮越，出现真寒假热的危险症候。

十二单证、六病、部证、体证总共二十三个证，统称为基础证。它们是构成其他复合证的基础，各自代表了疾病在三部中的本质反映和证的基本表现形式。

三、复合证

疾病的表现往往不是单一的，而是极其复杂的。有新病久病相加，有同时而患两种以上疾病者，有医生误治而转化为坏病者等等。

1. 合病　三部六病辨证体系中，凡具有实热或虚寒特性的症候群称为病，即六病。在三部中，出现两部或三部同时患病的病理变化，称为"合病"。在合病中，有阳性病和阳性病相合者，有阴性病和阴性病相合者，有阳性病和阴性病相合者。在同一部上不能合病，同一时间、同一空间不能并存二理，一物不能并存二性，所以同一部位阴阳两种不同性质的病证是不存在的。合病是异部相合，每部的病变都具有独立的症候和特定的性质。

（1）表阳、枢阳、里阳合病，又称三阳合病

主症：恶寒壮热，头痛咽干，小便短赤，大便秘结，瘰疬初起，风疹湿疮。本症根据防风通圣丸列出，恶寒壮热、头痛为表阳病，咽干、小便短赤为枢阳病，大便秘结为里阳病。

（2）表阴、枢阳、里阴合病

主症：寸脉沉而迟，手足厥逆，下部脉不至，咽喉不利，唾脓血，泄利不止。

本条根据《伤寒论》第 357 条"伤寒六七日，大下后，脉沉而迟，手足厥逆，下部脉不至，咽喉不利，唾脓血，泄利不止，为难治，麻黄升麻汤主之"列出。寸脉沉而迟、下部脉不至、手足厥逆是表阴病，咽喉不利、唾脓血是枢阳病，泄利不止是里阴病。在三部中表现为有阴病、有阳病。

（3）枢阳、里阴合病

主症：胸胁苦满，寒热往来，默默不欲饮食，心烦喜呕。

本条根据《伤寒论》第 96 条"伤寒五六日，中风，往来寒热，胸胁苦满，默默不欲饮食，心烦喜呕……小柴胡汤主之"列出。其中往来寒热、胸胁苦满为枢阳病，心烦喜呕、默默不欲饮食为里阴病。

（4）表阴、里阳合病

主症：头痛，发热，汗出，恶风，腹满，大实痛。

本条根据《伤寒论》第 279 条"本太阳病，医反下之……大实痛者，桂枝加大黄汤主之"列出。头痛、发热、汗出、恶风为表阴病，腹满、大实痛者为里阳病。

表 2 - 12　六病合病证型

六病 三部	六病合病共计二十种证型			
三部合病	表阳、枢阳、里阳	表阳、枢阳、里阴	表阳、枢阴、里阳	表阳、枢阴、里阴
	表阴、枢阳、里阳	表阴、枢阳、里阴	表阴、枢阴、里阳	表阴、枢阴、里阴
两部合病	表阳、枢阳	表阳、里阳	表阳、枢阴	表阳、里阴
	表阴、枢阳	表阴、里阳	表阴、枢阴	表阴、里阴
	枢阳、里阴	枢阳、里阳	枢阴、里阳	枢阴、里阴

2. **兼证**　六病与十二单证相兼，并依据一定条件在机体中反映出的证型，称为兼证。

（1）表阴病兼表热证

主症：项背强几几，反汗出恶风。

本条根据《伤寒论》第 14 条"太阳病，项背强几几，反汗出恶风者，桂枝加葛根汤主之"列出。"汗出恶风"为表阴病，"项背强几几"为表热证。本证为同部兼证。

（2）里阴病兼枢热证

主症：胸中有热，胃中有邪气，腹中痛，欲呕吐。

本条根据《伤寒论》第 173 条"伤寒，胸中有热，胃中有邪气，腹中痛，欲呕吐者，黄连汤主之"列出。"胃中有邪气、腹中痛、欲呕吐"为里阴病，"胸中有热"为枢热证。本证为不同病性异部兼证。

（3）表阴病兼里寒证

主症：手足厥寒、脉细欲绝，其人内有久寒、干呕、吐涎沫、头痛，或吐利、手足逆冷、烦躁欲死。

本条根据《伤寒论》第 352 条、309 条、378 条列出。其中"手足厥寒、脉细欲绝"为表阴病，"干呕、吐涎沫、头痛"为里寒证。本证为同一病性异部兼证。

表2-13　六病兼证证型

六病 ＼ 兼证	六病兼见一证者共计六十种证型				
表阳病	兼表寒证	兼表虚证	兼枢热证	兼枢实证	兼枢寒证
	兼枢虚证	兼里热证	兼里实证	兼里寒证	兼里虚证
表阴病	兼表热证	兼表实证	兼枢热证	兼枢实证	兼枢寒证
	兼枢虚证	兼里热证	兼里实证	兼里寒证	兼里虚证
枢阳病	兼表热证	兼表实证	兼表寒证	兼表虚证	兼枢寒证
	兼枢虚证	兼里热证	兼里实证	兼里寒证	兼里虚证
枢阴病	兼表热证	兼表实证	兼表寒证	兼表虚证	兼枢热证
	兼枢实证	兼里热证	兼里实证	兼里寒证	兼里虚证
里阳病	兼表热证	兼表实证	兼表寒证	兼表虚证	兼枢热证
	兼枢实证	兼枢寒证	兼枢虚证	兼里寒证	兼里虚证
里阴病	兼表热证	兼表实证	兼表寒证	兼表虚证	兼枢热证
	兼枢实证	兼枢寒证	兼枢虚证	兼里热证	兼里实证

　　3. 合证　十二单证相互复合，而不构成六病、部证、体证等基础证，称为合证。合证有同部相合、异部相合，有两个单证相合，多个单证相合。其中两个单证相合者共计六十种证型。

　　（1）表实、表寒合证

　　主症：头痛发热、身疼腰痛、骨节疼痛、恶风、无汗而喘。本条根据《伤寒论》第35条麻黄汤证列出。其中"头痛发热、无汗而喘"为表实证，"身疼腰痛、骨节疼痛、恶风"为表寒证。同部合证必须是不同性质的单证相合。

　　（2）表寒、枢寒合证

　　主症：风湿相搏、骨节疼烦、掣痛不得屈伸、近之则痛剧、汗出短气、小便不利。

　　本条根据《伤寒论》第175条"风湿相搏，骨节疼烦，掣痛不得屈伸，近之则痛剧，汗出短气，小便不利，恶风不欲去衣，或身微肿，甘草附子汤主之"列出。其中"骨节疼烦、掣痛不得屈伸、近之则痛剧"为表寒，"汗出短气、小便不利"为枢寒。本证为异部同性单证的复合。

（3）枢热、里虚合证

主症：心烦腹满、卧起不安。

本证根据《伤寒论》第79条"伤寒下后。心烦腹满、卧起不安者，栀子厚朴汤主之"列出。为异部不同性质单证的复合。

（4）表实、枢寒合证

主症：背恶寒、反发热、脉沉。

本证根据《伤寒论》第301条"少阴病，始得之，反发热、脉沉者，麻黄细辛附子汤主之"列出。"反发热"属表实证，"背恶寒、脉沉"属枢寒证。

表2-14　合证证型

两个单证相合共计六十种证型					
表热表寒	表实表寒	枢热枢寒	枢实里热	里热里寒	里寒表寒
表热表虚	表实表虚	枢热枢虚	枢实里实	里热里虚	里寒枢虚
表热枢热	表实枢热	枢热里热	枢实里寒	里热枢虚	里寒表寒
表热枢实	表实枢实	枢热里实	枢实里虚	里热表寒	里虚枢虚
表热枢寒	表实枢寒	枢热里寒	枢实表寒	里热表寒	里虚表寒
表热枢虚	表实枢虚	枢热里虚	枢实表虚	里实里寒	里虚表寒
表热里热	表实里热	枢热表虚	枢寒里热	里实里虚	表寒枢寒
表热里实	表实里实	枢热表虚	枢寒里实	里实表寒	表寒枢虚
表热里寒	表实里寒	枢实枢寒	枢寒里寒	里实表虚	表虚枢寒
表热里虚	表实里虚	枢实枢虚	枢寒里虚	里实枢虚	表虚枢虚

4. 杂证（坏病）

由合病、兼证、合证、体证、部证相互复合，称为杂证，也叫坏病，多由误治、失治所致。《伤寒论》第16条说："太阳病三日，已发汗、若吐、若下、若温针，仍不解者，此为坏病……观其脉证，知犯何逆，随证治之。"第267条说："若已吐下发汗、温针，谵语，柴胡证罢，此为坏病，知犯何逆，以法治之。"杂证或坏病病情繁杂多变，一般多采用协调疗法进行治病。

《伤寒论》第 148 条："伤寒五六日，头汗出，微恶寒，手足冷，心下满，口不欲食，大便硬，脉细者……可与小柴胡汤。"

本证为表阳、枢阳、里阳、里阴、枢阴、表阴六病病证皆有，寒热错杂、虚实互见。治用小柴胡汤和解阴阳，调理枢机，使整体得调，阴阳得和，诸症得消。

5. 证的概率

拉法格说："一种科学只有当它达到能够运用数学时，才算真正发展了。"数学是研究现实世界空间形式和数量关系的一门基础学科，也是进行科学抽象思维的一种基本方法。

中医的辨证方法极不统一，因此中医的证型也极其繁杂，随意性很大。中医要统一规范，证型必须统一，辨证方法必须统一，只有这样才能统计证的概率。三部六病辨证体系是一种既有高度概括性，又具高度灵活性的辨证方法，它提示了辨证论治的基本规律，是科学的辩证法。

三部六病二十三个基础证中，十二单证是基本单位，是构成一切证型的单元。由此可以推演出证的概率：

$$C_n^m = \frac{P_n^m}{m!} = C_{12}^1 + C_{12}^2 + \cdots\cdots + C_{12}^{11} + C_{12}^{12} = 4095$$

由 1~12 的组合显现一种正态分布图：

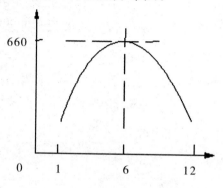

图 2-21　证的概率正态分布图

1 个单证共计 12 个证。12 个单证复合只有 1 个证。6 个单证复合证型最多共计 660 个。

第五节　整体气血辨证体系

整体病证以气、血、神、志的失常为主要病理改变，它既可单独为患，也可同时为病，相互影响，由于气、血、神、志都是人体整体性的物质基础，所以发生病变的应变态势将是全身性的。

一、血证

分为失血证和瘀血证。瘀血证的诊断指征为：

1. 一般临床表现症状

（1）皮肤甲错、粗糙、色素异常改变（颜面及整个体表）。

（2）舌质紫暗色。

（3）固定性的疼痛：心、肺、脾、脑、腰、肾、背、四肢。

（4）病理性的肿瘤组织增生。

（5）血管异常：①舌下、下肢、腹壁静脉扩张。②毛细血管的扩张（脉络、手掌红斑）。③口唇、四肢末端呈紫暗色。④血管闭塞。⑤手足少阴之脉涩、弦、结、无脉。

（6）有出血倾向后形成的瘀血（包括外伤出血后形成的瘀血）。

（7）女子月经异常，男子排尿异常。

（8）肢体麻木、半身不遂。

（9）躁症或健忘症，神经失常。

（10）精神异常（癔病）。

（11）口干、手足烦热。

2. 检查结果

（1）微循环障碍。

（2）血液流变学异常。

（3）血液凝集度增大。

（4）血液黏度：B－凝血弹性、球蛋白值改变。

（5）CT 对正肌的闪烁扫描法，提示有血管栓塞。

（6）腰椎间盘 X 线透视可见异常。

3. 腹部症状在瘀血证中是必见症

（1）剑突下压痛：多为膈下、胃、肝、胰等瘀血证。

（2）左右季胁下压痛：多为肝胆、脾、胰、十二指肠球部炎症引起的瘀血证。

（3）脐腹及腰部压痛：多为肠道、肾脏等瘀血证。

（4）少腹、小腹部压痛：多为阑尾、附件、膀胱、子宫、前列腺炎症引起的血瘀证。

二、水证

分为脱水证和蓄水证。蓄水证多从六病论治。上焦蓄水从表而治，称为风水或皮水。中焦蓄水从里而治，称为水饮证。下焦蓄水从枢而治，称为正水。

三、气证

气机升、降、收、散发生病变，表现出以自主神经功能紊乱为主要病变态势时，辨证上采用"舍证从脉"的诊断方法。分为阳亢、气郁、血乱、痰凝四种证型，在治疗上对应于平亢、舒郁、理乱、解凝四法。

四、志证

以神志异常为主要病变的，分为狂证和癫证两类。

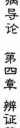

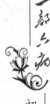

1. 狂证　躁动不安，幻觉妄想，卧起不安，狂言妄语，躁扰不宁，打骂不休，面红目赤，小便短赤，大便秘结，舌质红绛，苔黄厚腻，脉弦滑数。

2. 癫证　精神抑郁、表情淡漠、神志痴呆、语无伦次、孤独不合群、懒散退缩、舌质淡、苔白滑、脉弦细。

第六节　局部框架辨证体系（略）

216

局部病临床上以不同专科以局部诊断和局部治疗为主要特征。在整体的三部中，把凡具有独立结构和特殊功能的部分称为局部。局部病证同样具有寒、热、虚、实的病理变化。但在临床上有时不能在整体上明显地表现出来，而是以局部的形态变化和机能障碍为主要表现，局部出现局限性病变，只需在局部使用各种疗法，就能达到治愈的目的，如外伤、化脓创口、使用膏药外敷、洗剂外洗、清创缝合、切割、复位、针灸、按摩，等等。祖国医学在局部病诊断方面的内容丰富多彩，外科、皮科、骨伤、五官、针灸理疗等等以及大量的单验方，大部分属局部治疗的例证。现代医学中的外科手术，就集中地体现了局部病局部治疗的方法。由于局部病涉及的范围广泛，故不再占用篇幅——赘述。

第五章　论治篇

论治是辨证的目的和归宿，辨证的正确与否最后要通过论治来检验和修正。针对疾病的发生、发展规律和病证的表现形式，解决疾病的方法无外乎两大疗法，即纠偏和协调。凡是以阴阳一方的偏盛偏衰为机体的应变态势，出现对抗性的疾病矛盾表现形式时，则采用纠偏疗法。凡是以阴阳双方的失调为机体的应变态势，出现非对抗性的疾病矛盾表现形式时，则采用协调疗法。

第一节　论治原则

一、治未病

《素问·四气调神大论》说："不治已病治未病，不治已乱治未乱，此之谓也。"《素问·八正神明论》也说："上工救其萌芽。"《金匮要略》则说："夫治未病者，见肝之病，知肝传脾，当先实脾。"这一方法广泛运用于免疫学和预防医学之中，古人是非常重视的。《素问·遗篇·刺法论》就有"小金丹……服十粒，无疫干也"的记载。说明我国早就开始了药物预防的工作，发明于十六世纪的人痘接种法预防天花，是"人工免疫法"的先驱，目前在这一领域现代医学已有突飞猛进的发展。

二、先后缓急

当复杂的事物在发展过程中有许多矛盾同时并存的时候，常有一种矛盾处于领导的、决定的地位，称为主要矛盾，而其他矛盾则处于从属地位，为次要矛盾。在很多情况下，事物的根本矛盾就是主要矛盾。但是由于事物关系的复杂性，有的时候根本矛盾会退居次要地位，而被根本矛盾决定和影响的其他矛盾却上升为主要矛盾，成为事物向前发展的关键一环。针对这一情形，古人提出了"急则治其标，缓则治其本"的原则。这种先后缓急的原则不仅包含着对待矛盾要分清主次先后、轻重缓急的思想，同时还体现了矛盾主次地位在一定条件下可以相互转化的观点。这就是《内经》所说的"标本相移"。例如：本为枢阴病，标为承气证，不解决承气证，则病情不能缓解，甚至有生命危险。在这种情况下，仲景提出了"少阴病三急下证"，是对先后缓急原则运用的典型范例。表面看来，治则与病情相反，实质是一致的。

三、治病求本

《素问·标本病传论》说："病有标本……知标本者，万举万当。不知标本，是谓妄行。"标本范畴的提出表明，古人对本质和现象、原因与结果的认识已经有相当高的水平。在探求疾病本质的过程中，不仅注意到病状表现的多变性，而且认识到比较轻的疾病症状表现与其病的本性是一致的，如热病呈热象、寒病呈寒象。但病性严重时，其症状表现常常与病的本性相反，如热病反呈寒象、寒病反呈热象、虚亏却外现闭塞，积滞却泄泻不止。针对这种假象在治疗上提出了"微者逆之，甚者从之""诸寒之而热者，取之阴，诸热之而寒者，取之阳，所谓求其属也"，以及"塞因塞用、通因通用"（《素问·至真要大论》）。表面看来，药性与病象表现为相从和一致，而本质上是给疾病添加一个相反的力量，通过这个相反的力量纠正机体整体功能的偏离，使机体的阴阳平衡得以恢复。充分体现了治病求本的原则。

第二节　纠偏疗法

人体疾病的斗争过程中往往出现对抗性的矛盾态势，即大热、大寒、大虚、大实之证，对抗性矛盾的解决须采用对抗的办法，"寒则热之，热则寒之，虚则补之，实则泻之"，这就是纠偏疗法的宗旨。

一、顺势法

也叫反治法或从治法。即顺疾病之势而治之。

1. 给病邪以出路　《素问·阴阳应象大论》说："因其轻而扬之，因其重而减之……其高者，因而越之，其下之，引而竭之，中满者，泻之于内，其有邪者，渍形以为汗，其在皮者，汗而发之。"顺应病势，予病邪以出路是祛邪外出广泛采用的方法，因势利导，顺势而治。

2. 反佐法　《素问·至真要大论》说："偶之不去，则反佐以取之。所谓寒热温凉，反从其病也。""偶之不去"，是说采用较重的药剂病仍不去，其原因可能是由于药力未能发挥作用。如果病情较重，药物较强，二者可能发生相互格拒的现象，例如以寒治热，而病之热邪抗拒药之寒性，使药不能入病，因而药物无从发挥效力。这时可以在方剂中加入少许与病性相一致的药物作为"反佐"。反佐药看起来其性质与整个方剂背道而驰，但是它能够起到顺其病情，因势利导的作用。《素问·五常政大论》说："治热以寒，温而行之，治寒以热，凉而行之。"意思是说用寒药治热病，需温服，用热药治寒病，需凉服。药性与病证相反，而服法与病性一致。依据辩证法，对立的东西只有在一定条件下才能共居于一个统一体，并向对立面相互转化。药物与病证相格拒，就是二者之间未能发生对立统一的矛盾关系。

二、逆势法

也叫正治法或逆治法。它是纠偏疗法最基本的原则和方法。《素问·至真要大论》说："治诸胜复，寒者热之，热者寒之，温者清之，清者温之，散者收之，抑者散之，燥者润之，急者缓之，坚者软之，脆者坚之，衰者补之，强者泻之……此治之大体也。"又说："坚者消之，客者除之，劳者温之，结者散之，留者攻之，燥者濡之，急者缓之，散者收之，损者益之，逸者行之，惊者平之，上之下之……适事为故。"

疾病是机体阴阳偏胜偏衰的表现，治疗原则是设法使阴阳平衡得到恢复。以上列举的多种治疗方法表明，机体阴阳偏胜偏衰有多种不同的具体表现，但不论有多少种具体表现，总的施治原则就是一个，即针锋相对，病证向那个方向偏离，我们就寻找一种能够产生相反作用的药物或措施，逆其势而治之，帮助机体恢复平衡状态。施治方法具体说来多种多样，千变万化，归纳起来最主要的不外乎寒者热之，热者寒之，虚则补之，实则泻之四种。

1. 祛邪　也叫对抗疗法。西医目前对症治疗都属于这一范畴。"热者寒之""寒者热之""坚者消之""客者除之"……清除侵害机体的外来或内生病邪，缓解和纠正各种病痛，阻断疾病发生发展的过程。

2. 扶正　也叫支持疗法。提高免疫功能，增强抗病能力，补充机体丢失和缺损的物质，恢复组织器官的正常功能。针对整体气血，三部功能和局部组织三种不同特点，分别采用补益气血、提高机能、康复再生治疗方法。

3. 健身强体　机体的框架结构以静为主，体育锻炼、武术等运动疗法都是逆其势而运动之，使其静中有动。因为结构静则退变，所以说"生命在于运动"。机体的气、血、神、志周流不息、弥散无穷，以动为主，内养功，静息功等养身方法逆其势而安静之，使其动中有静。因为过思耗气伤神，所以有"生命在于安静"。完整的观点应该是肢体多动，性情平静。

第三节　纠偏疗法常用方法

祖国医学的治法是丰富多彩的，清代程钟龄的《医学心悟》提出了汗、吐、下、和、温、清、补、消八法，并说"一法之中，八法备焉，八法之中，百法备焉"。八法除和法外，其余七法都属于纠偏疗法。

一、汗法

汗法是一种通过开泄腠理，促进发汗，使病邪由肌表随汗而解的一种方法。《素问·阴阳应象大论》说："其在皮者，汗而发之。"汗法不仅能发汗，还能祛邪于外，透邪于表。

二、吐法

吐法是通过引起呕吐，使停留于咽喉、胸膈、胃脘等部位的痰涎、宿食或毒物从口排出的一种方法。《素问·阴阳应象大论》说："其高者，因而越之。"

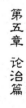

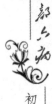

三、下法

下法是通过荡涤肠胃，泻下大便或积水，使停留于肠胃的宿食、燥屎、实热、冷积、瘀结、水饮、虫结等从下而出，以解除疾病的一种治法。《素问·阴阳应象大论》说："其下者，引而竭之，中满者，泻之于内。"对于邪在肠胃，如大便不通、燥屎内结，热结便秘，停痰留饮，瘀血内蓄等邪实之证，均可使用。

四、消法

消法是通过消导和散结的作用，对气、血、痰、水、食、石等进行消散的一种方法。《素问·至真要大论》说"坚者削之"，"结者散之"。

五、清法

清法是通过清解热邪的作用，以清热降温的一种治法。《素问·至真要大论》说"热者寒之"，"治热以寒"。清法适用于一切热证。

六、温法

温法是通过祛寒温阳的作用，使寒去阳复的一种治法。《素问·至真要大论》说"寒者热之"，"治寒以热。"温法适用于一切寒证。

七、补法

补法是针对人体气血阴阳，或某一脏腑之虚损，给以补养的一种治法。《素问·三部九候论》说"虚则补之"，《素问·至真要大论》说"损者益之"。

第四节 纠偏疗法在三部中的应用

七法在具体的使用过程中，不能孤立对待，因为病情复杂，往往不是单一方法所能适应，常须数种方法结合运用，才能全面周到。

一、表部纠偏疗法的应用

六淫致病多为表部受病，即现代医学所讲病原微生物。疾病的发生需要三个条件，即病邪、病体、环境。美·培登考斯基认为：病原微生物本身不能致病，他曾做过试验，在身体素质健康时，服用五百单位的霍乱弧菌而不致发病。再如伤寒痊愈后肠道内仍有伤寒杆菌存在而不发病。所以一个人得病并不单纯是细菌所为。祖国医学改变病邪的生活环境，纠正病邪侵犯人体后所引起的病变态势，来达到消灭病菌，治愈疾病的目的，这样不仅效力大，又安全。传统中医"六淫"学说，通过改变病源生存条件来达到治疗目的的方法，是符合病因论的。

表阳病代表着表部的阳性病，由表热、表实两种矛盾组成。表部的实证以"汗法"论治，表部的热证以"清法"论治，表阳病的治法为清法与汗法的合法，统称为"辛凉解表"。

表阴病是表部阴性病，由表虚证、表寒证构成。表虚以养血和营，表寒以温经散寒。表阴病治以温经散寒，养血通脉，为温、补之合法。

二、里部纠偏疗法的应用

1. 里阳病是里部的阳性病，是三阳病中最后一个阶段 自然界中一切事物都是发展变化的，但发展到最后，都要采取外部突破的形式去解决行将激化的矛盾。实热达到最高阶段，将对机体起破坏作用，使机体功能发生障碍，形成痰、水、血、食四种有形物质的蓄留。有形物质滞而不去，是一种刺激，反过来又加重了机体功能障碍，造成恶性循环，影响新陈代谢的正常进行。在这种情况下，靠机体自身的力量是不容易解决的，必须采取外部冲突的形式，通过泻法的强烈作用，泻热存阴，使蓄留物质得以排除，正气的运行得以恢复。

（1）泻食：里阳病是内热致实，实则气机不畅，故有热、有食、有气相互掺杂，治疗必须针锋相对，一要清热，二要排出蓄积之物，三要行气，照顾机体的功能恢复。

（2）泻痰：在体内有两个地方有痰，一在肠胃，一在肺，故有"脾为生痰之源，肺为贮痰之器"的说法。哪里有黏液，哪里就生痰，无黏液则无痰。痰多见于消化道和肺部，此外妇女白带亦属痰的范围。在里部黏液的潴留处多在升结肠，有时潴留达十年之久，表现为腹中雷鸣、辘辘有声等。体内痰饮结聚，在上表现为舌苔黏腻，在下则表现为时下利带黏液，由此可以确定胃肠道有黏液蓄积。

（3）泻水：凡里部蓄水，不但胃肠道内有水，大部分人腹腔亦有，表现有二，一是必须有小便不利，二是胸胁满痛。通过腹部叩诊、触诊均可做出诊断。

（4）泻血：里部瘀血停留，大部分在发烧月余后出现。其特点有二，一是小便利，二是大便黑，便时容易。

里阳病有热有实，必须通过消化道将痰、水、血、食四种有形物质通过不同方法从肠道排出。在治疗里阳病时有三点值得注意。一是在表阳病和枢阳病未解时，绝不可用下法，以防热邪内陷。二是遇不大便时，不可轻易使用大承气汤，可先用小承气汤做试验，不转矢气者，慎不可攻。三是里阳病脉迟可攻，一旦出现疾脉是险证，若出现微脉，当温之以四逆辈，若见微涩脉，不可下之，必须先补后泻，这是必须记取之处。滑脉是里阳病的真脉，疾脉是里阳病的危脉，使用下法最好见迟脉。胃肠道由自主神经支配，其中以迷走神经作主导，里部阳盛，脉缓而迟，病情逆转，迷走神经衰败，使交感神经占优势，失去平衡则表现为疾脉，患胃肠道疾病的人临终前都出现数脉。

2. 温胃益肠是里阴病的治疗大法　里阴病的主要病理变化就是小肠吸收功能降低，中医称"脾虚证"。健脾燥湿即促进小肠吸收功能。吸收功能实乃脾气上升作用，吸收功能增强后胃肠道的水则进入组织间隙，如果水分在体内只吸收不排泄，就会出现身重、水肿。所以里阴病不仅要解决小肠的吸收功能，还要解决水分的排泄问题。苍术担当健脾燥湿的首要任务，茯苓则配苍术健脾利水。传统中医把"益气健脾"列入治疗里阴病大法，实则是加强心脏功能，因为体内水分增多，心脏负担加重，反过来又影响水液的排泄，通过党参（人参）强心以利尿，达到"健脾"的功能。

里阴病本质是虚寒证，呈现一系列消化吸收功能减退的现象，但是里阴病在不同的发展阶段上，以及不同的发病部位，所表现的症候还是有差别的，所以在肯定它的共性和治疗原则的基础上，临床要根据具体病位、病证"以法治之"，以达到具体病变具体治疗的目的。

三、枢部纠偏疗法的应用

枢部又叫半表半里部，它以气血为中心，以心脏为主导，是表里二部的中枢和纽带，枢部的病证往往涉及表里二部。

1. 枢部的阳性病有两种类型，一是波及全身的亢盛之热，一是蕴积局部的火毒，热宜清，火宜泻，清热泻火解毒都是针对枢阳热而设的治疗大法。枢阳病的实多为无形之邪，以气血为基础，治疗上以消导疏散为总的原则。

枢阳病的病变重心在胸，胸腔是循环系统的核心地带，是人体气血的集合部，因此枢阳病是阳性病的重要发展阶段，也是临床中

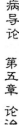

发病最多，最常见、最复杂的。有效对少阳病的控制，是阳性病治疗中的重中之重。枢阳实热，清泻是治疗的总则，具体论治要根据实热证的不同反应，区别对待。枢阳之热，在体内产生高温，就要降温，热久要伤阴，津液缺乏，要注意滋阴。治枢阳，清为主、散为辅，掌握好清、降、散、滋四大法，根据病情转归，随证治之。灵活把握清、导、转三个环节。

2. 枢部阴性病是由于心阳衰微而引起的虚寒证，波及整个机体。治疗大法为强心壮阳，方选附子人参汤。临床上枢阴病的症候并不齐备，而是以个别症状突出表现，如四肢酸痛，手足逆冷，小便不利，脉结代等。这些症状是组成枢阴证的重要方面，体现着病情的特殊性，所以在谈到枢阴病的证治时，既要掌握枢阴病的一般治疗，又要掌握枢阴病的特殊症候突出的治疗，只有这样，才能对复杂的病情，具体对待，具体分析，有的放矢。

四、复合证纠偏疗法的应用

在复合证当中，纠偏疗法的使用，遵循以下原则。

1. **先表后里** 一般情况下，表里合病，应先解其外，然后方可攻里，否则表邪会内陷入里，加重病情，造成变证。如《伤寒论》第106条："太阳病不解，热结膀胱，其人如狂，血自下，下者愈。其外不解者，尚未可攻，先解其外，外解已，但少腹急结者，乃可攻之，宜桃核承气汤。"

2. **先急后缓** 《伤寒论》第372条："下利腹胀满，身体疼痛者，先温其里，乃攻其表，温里宜四逆汤，攻表宜桂枝汤。"

3. **合病合方** 在异部中六病相合，可采用合病同治，合病合方。如《伤寒论》第357条的表阴、里阴、枢阳合病，方用麻黄升麻汤合病合方。

4. **兼证兼药** 如《伤寒论》第279条："本太阳病，医反下之，因而腹满时痛者，属太阴也，桂枝加芍药汤主之，大实痛者，桂枝加大黄汤主之。"

5. 合证合药　两种以上单证相合，采用合证合药的方法进行治疗。如《伤寒论》第301条："少阴病，始得之，反发热，脉沉者，麻黄细辛附子汤主之。"证相合，药相加。

第五节　整体与局部纠偏疗法的应用

一、整体气血的纠偏

1. 补亏　气血津液的亏虚，亏多少补多少，亏什么补什么。即"虚则补之，损者益之"。

（1）贫血：补血养营，方选补血汤，医黄丸。

（2）液耗津枯：增液生津，方选增液汤、生脉散。

（3）精亏：填精益髓，方选六味地黄丸、二仙汤、五子衍宗丸等。

（4）气陷：益气升陷，敛气固脱，强壮中枢，方选补阳还五汤、补中益气汤等。

2. 祛邪　气血津液在体内积聚有余，影响正常的生理功能和代谢，必须排出体外。祛邪不可太过，否则伤气败血，不利于机体康复。

（1）血栓、血瘀：破血消瘀，溶栓活血，方选血府逐瘀汤、七厘散等。

（2）蓄水痰凝：利水逐饮，化痰解凝，方选温胆汤、五苓散。

（3）精亢：平亢潜阳，泻精败火，方选大补阴丸、虎潜丸等。

（4）气郁：行气舒郁，降逆开窍，方选四逆散、玉真散、镇肝熄风汤、安宫牛黄丸、苏合香丸等。

二、局部纠偏疗法的应用

1. 内治法　中医治疗局部病多采用内治法，这是一大特色，如排石汤治疗各种结石，除风利湿汤治疗各种皮肤病，清喉汤治疗各种咽喉病，等等。

2. 外治法　局部病局部治疗，局部用药、局部手术等是西医惯用的方法。

3. 复健　人体整体气血的亏虚，久而久之引起人体组织结构的萎缩、退化而使功能丧失或低下，如卵巢萎缩、眼球萎缩、肺泡萎缩等，临床上这些表现往往是局部结构的缺损和萎缩，实质上它是整体气血长期亏损所致，治疗上采用整体复健疗法，使人体缺损或萎缩的组织再生和修复，功能才能恢复。刘绍武在长期的临床过程中，创立了"复健丸"作为复健疗法的代表方剂，实践证明其确实有使人体局部组织再生、功能恢复的作用。

4. 攻坚　整体气血代谢产物在人体长时间积聚，久而久之，则刺激人体组织结构增生、肿块，甚至形成肿瘤留而不去。治疗上只能采用攻坚疗法，软坚散结、消除肿瘤，方能恢复功能。刘绍武在长期的临床过程中创立了"攻坚汤"作为攻坚疗法的代表方剂，实践证明，攻坚汤确实有使增生的组织消除的作用。

第六节　协调疗法

内伤杂病的病机、病理，绝大部分是以机体的阴阳、气血、功能的失调为主。《素问·生气通天论》说："阴平阳秘，精神乃治。"

机体功能达不到治平，便会发生疾病。恩格斯在《自然辩证法》中说："辩证法不知道什么是绝对分明和固定不变的界限，不知道什么无条件的、普遍有效的'非此即彼'……除了'非此即彼'又在适当地方承认'亦此亦彼'。一切差异都在中间阶段融合，一切对立都经过中间环节而相互过渡。"人体的疾病，尤其是杂病，这种差异，经过普遍的、肯定的协调，也可以在中间阶段融合，在相互过渡中达到新的相对的平衡。协调疗法就是针对阴阳失调，机体表现为寒热不分，虚实难辨的非对抗性的矛盾应变态势的特点，采取"有者求之，无者求之，盛者责之，虚者责之，必先五胜，疏其血气，令其调达而致和平"。我们在采用协调疗法时，不去强求其热几分、寒几分、虚几分、实几分，实际过程中也不可能分辨得清，使用模糊思维方法，一方之中寒热并用，补泻兼施，升降并举，收散同进，动静结合，阴阳两调，有之求之，无之求之，充分发挥和调动机体的自身康复功能和双向调节能力，来达到"必先五胜，疏其血气，令其调达而致和平"的治疗和预防双重目的。这一疗法取中庸之道，尽和调之能事，是古人极力推举的治疗和养生法则。它广泛地用于内伤杂病、老年康复之中，在养身健体的功法中如太极拳柔中有刚，动中有静，也是这一思想的融会贯通。

中医八法中的"和"法属于协调疗法的范畴。通过和解、调和作用以达到消除病邪、恢复正气的目的。它不仅限于和解半表半里部的小柴胡汤，戴北山说："寒热并用谓之和，补泻合剂谓之和。"

一、协调疗法作用机制

模拟饮食物进入人体的消化、吸收、利用的机制，即人体自身的平衡和自然疗能的恢复。饮食物进入人体后，主要经历胃的消化、肠的消化、肝脏的消化三个过程。人体所需要的糖类、脂肪、蛋白质三大物质之间可以相互转化，人体需要什么，机体内部的调控机制可自动发挥作用。药物进入人体也像食物一样，要进行三个过程，也就是说，进入人体前的药物和经过以上三个过程以后的药物是完全不一样的。然后被机体利用，最后起到治疗效果。

人体所需的物质成分由饮食物提供。自从人类产生以来，人不断地对自己的食物进行筛选，最后从数以万计的动植物中留下了大米、小米、白面、玉米等几种主要食物，完全满足了人类自身的需要，可谓巧夺天工，无论多么高级的营养师都不能配出如此合理的配方。作为协调疗法的组方，也应该具备如同大米、小米、白面、玉米等这样齐备的能够适应病理需要的功能组成，这是一个十分困难的事情。不过中国三千多年来的临床实践，逐步掌握了各种病理下的有效药物，要配备一个全面的协调方剂，就需要兼顾寒、热、补、泻、升、降、收、散四个本质八个方面，中医上百万的方剂中，只有小柴胡汤在配伍上具备了这个条件，在整体上达到了"和调五脏、洒陈六腑"的功能，正如《伤寒论》第 230 条所说可使"上焦得通，津液得下，胃气因和，身濈然汗出而解"。达到表、里、枢、上、中、下全身协调。

二、协调疗法在三部中的使用

针对三部系统的不同功能和特点，各部的协调各具特点。

1. 表部的协调疗法　解肌发表，调和营卫，方选葛根汤。葛根汤中葛根、麻黄以治表阳，桂枝汤以治表阴，在表部难以分清表阳病、表阴病，只能定位，不能定性。治疗上用葛根汤协调肌表。

2. 里部协调疗法　调和脾胃，理气和中，方选生姜泻心汤。全方补泻具用，温清并进，共建健脾和中之功。

3. 枢部协调疗法　和解阴阳，调和表里，方选小柴胡汤，升降并施，寒热共用，补泻齐进，以协调表里，和解阴阳。

三、整体气血协调

人体中，表在外和空气接触，实为表中之表，里在内和饮食物接触，为里中之表，枢部居表里之间，实系纯里。枢部以气血的循环，沟通表里，濡养内外、贯联上下。枢部的变化对表、对里都有影响，是整体的中心部分。整体的协调，实际上主要是枢部的协调。胸为至阳，接纳天阳之气，腹为至阴，受纳水谷之气。天阳之气与水谷之气并充气血，以维持人体的生存。胸为枢阳之所、腹为里阴之地，二者的变化，是整体阴阳变化的主要因素，能影响到全身各个部位。协调了胸腹，整体阴阳也就协调了。

《伤寒论》第 148 条："伤寒五六日，头汗出，微恶寒，手足冷，心下满，口不欲食，大便硬，脉细者，此为阳微结，必有表，复有里也……此为半在里半在外也。脉虽沉紧，不得为少阴病，所以然者，阴不得有汗，今头汗出，故知非少阴也。可与小柴胡汤，设不了了者，得屎而解。"第 230 条："阳明病，胁下硬满，不大便而吐，舌上白苔者，可与小柴胡汤。上焦得通，津液得下，胃气因和，身濈然汗出而解。"第 149 条："伤寒五六日，呕而发热者，柴胡汤证具，而以它药下之，柴胡证仍在者，复与柴胡汤。此虽已下之，不为逆，必蒸蒸而振，却发热汗出而解。"从以上三条可以看出，整体的不协调，只要抓住枢阳和里阴以重点治疗，就能达到协调阴阳、和解表里的目的。

四、局部框架结构的协调

局部框架结构、组织、器官发生病变，不仅反映在局部，而且影响到整体的正常功能，造成整体的不协调，反过来整体的不协调又作用于局部，使局部病进一步恶化，这就要把整体和局部结合起来治疗。每一局部必须服从整体，只有整体的协调，才有局部的改善。

局部病具有顽固性，在治疗上，局部病的治疗体现了稳定性。局部病变，由一个局部传变到另一个局部是少见的，所以局部病治疗上处方用药有其恒定性。守方就是要一直守方治疗，证不变，方亦不变。因其局部病的发展过程中，有一个代表本病的实质，决定着病变的始终，非到病变的发展过程完结，疾病是不会痊愈的。治病求本，本质未变，方不可变，更则无效。局部病的顽固性，决定了治疗必须有肯定性。这就是说，在诊断明确之后，一病一方，不愈不变，是针对病证本质而言，如果诊断不明，或判断有误，当须修正。更方是为了改误，而不是随症施治。

治病求本，一方到底的正确性是无可非议的。如肝炎病，是一个局部病，无论肝炎的好转，还是恶化，病变仍是肝炎的病变，只是发生、发展过程的程度不同，病的本质未变，方剂就不应变。调肝汤治肝炎，无论急性、慢性、恶急性、迁延性均有良效就是一个有力的说明。所以说，病的本质未变，随便改方是没有道理的，局部病变的顽固性决定了局部用方的肯定性，不要随症变迁。否则抓不住治疗的实质，那种多变的治疗方法，不要说别人难以运用，就连他自己也难以重复，不能重复就没有指导意义。近代有人曾说：临床研究病变发生、发展的规律，要掌握其本质，才能找出其规律。这样研究的成果才能经得住实践的检验，应用所探求的规律，首先自己能重复，才能指导临床，指导他人，否则以其昏昏，使人昭昭，那是不现实的。

五、协调疗法的功能

在机体的病理状态下，非对抗性的矛盾广泛而普遍地存在，特别是慢性病（内伤杂病），由于这类病变往往是社会因素和心理因素导致的身心疾病，因此，在治疗上只能采用协调疗法"和风细雨"似的逐步化解。

1. 整体协调，双向调控对身体进行全面调整。

2. 免疫功能，恢复和强化人体的正常的自然疗能。

3. 补偿功能，提供机体所需的各种物质。

4. 泄毒功能，排除人体蓄积的有害物质。

5. 自组功能，完善自身的模型化。

6. 康复功能，有病治病，无病强身，延年益寿。

协调疗法具有治疗面广，安全性高，双向调控，利于久服四大特点。因此它解决了医患不能分离的难题，改变了那种三天一换方，二日一更药的弊端。解决了医药分家，制剂落后的难题，改变了那种把中药的调剂由病家自己承担的现象。解决了中医治病定证、定方、定疗程的难题，改变了那种辨证过程中似是而非，医生总在疾病后面跑的局面。解决了多种病证缠身，顾此失彼的难题，改变了那种面对复杂的病情无法下药，或旧病未好，新病又犯的困境。

第六章　方药篇

先哲尝谓："工欲善其事，必先利其器。"医者也然，其器者，犹方药也。方剂是由药物组成的，是中医治疗疾病的主要工具之一。它是从单味药物之应用逐渐发展而来的。

早在原始社会，人们就已经发现用药物可以治病，最初只使用单味药，经过长期的实践发现，多味药物配合使用效果更好，于是逐渐形成了方剂。一般认为：汤液的创制标志着方剂的诞生。相传汤液为商代伊尹所创。《史记·殷本纪》有"伊尹以滋味说汤"的记载。1975 年在湖南长沙马王堆出土的《五十二病方》成书于春秋战国之际，早于《黄帝内经》，全书收载方剂近 300 个，尚存完整药名、药数的方剂共 189 方，其中由一味药组成的共 110 方，有两味药的 45 方，三味药的 21 方，1～3 味药组成的共 176 方，占统计方的 93%。可见在方剂学的发展史上，方剂组成，首先经历了单味药的应用阶段，由单味药到药物的配合使用，是一个质的飞跃过程，也是进一步扩大、强化和调整单味药用途的重要途径。从统计数据可看出，《五十二病方》属于方剂形成早期阶段的产物。

晋初皇甫谧《针灸甲乙经·序》云："伊尹以亚圣之才，撰用《神农本草》以为汤液……仲景论广汤液为数十卷，用之多验。"《汤液经法》世传为伊尹所作，伊尹，史载其善烹调，因而发明了"汤液"之法。《伤寒杂病论》共使用药物 166 种，载方 253 首，其方概括了中医临床学科的常用方剂，被后世医家称为"医方之祖"。

张仲景选择了最有效的药物，又将其按照方剂配伍原则科学地组合在一起，并明示了各药的最佳用量，说明了其制备和服法及依病情发展的加减变化，因而仲景方药具有卓著的疗效，标志着中医方药学的全面成熟和完善。

第一节　药能

我国现存最早的药学专著《神农本草经》最早见于梁代阮孝绪《七录》，其前史籍未记录。从药物学的发展看，早在原始社会人们已初步掌握了一些药物的医疗性能，正式的文字记载可追溯到公元前一千多年。《周礼·天官》记载："凡疗疡，以五毒攻之，五气养之，以五药疗之，以五味节之。"《神农本草经》是药物学发展到一定程度的产物，该书对战国以来的用药经验和药学知识作了系统而全面的总结，提出了"阴阳和合、四气五味、君臣佐使、七情相须、相使、相畏、相恶、相反"等药物学理论，为药物学向方剂学过渡奠定了基础。

一、药品

中药的品种很多，古人分为：草、木、虫、石、谷五类，现多分为植物药、动物药、矿物药三类。中药的来源绝大多数是植物，几乎占到了总量的 95% 以上，因而，中药学习惯上多称为"本草学"。目前各地使用的中药已达 5000 种左右，较之东汉末期成书的《神农本草经》的 365 种已是极大地丰富了。药物研究的内容还应包括药物的产地、品种、药用部位、采集时间、炮制方法等内容。

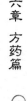

二、药性

药物治病的基本作用原理是药物的偏性。古人在长期的医疗实践中发现了药物的四种偏性：寒、热、温、凉，古人称为四气。其中温热和寒凉属于两类不同的性质，而温与热、寒与凉则分别是同一性质不同程度的差异。对于有些药物通常还标以大热、大寒、微温、微寒等词予以区别。药物的寒、热、温、凉是从药物作用于机体所发生的反应概括出来的，是同所治疾病的寒、热性质相对而言的。此外，还有一些平性药，是指药性不甚显著，寒证、热证皆可使用的一些药物，如茯苓、白芍等。

三、药味

中药有"神农尝百草"之说。中药源于食物的长期筛选，没有偏性的动植物作为食物保留下来，而有偏性的则逐渐演变为了药物，因而有"药食同源"之说。药味，最初是由口尝而得，古人曾试图从不同滋味与医疗作用探索其内在联系和客观规律，从个别偶合现象上升为普遍意义上的规律，这在很大程度上具有不确定性。这样随着时间的推移，味的概念就不仅仅是药物真实的味了，而变成了药能的标识之一。药味，历来有五味之说：辛、甘、酸、苦、咸。实际上不止五种，还有淡、涩等。一般认为：辛有发散之力，甘有补益之力，酸有收敛之力，苦有泻火之力，咸有软坚之力，淡有渗湿之力。如《素问·至真要大论》所说："辛甘发散为阳，酸苦涌泄为阴，咸味消泄为阴，淡味渗泄为阳。"

四、药势

疾病在病机和症候上，常表现出向上、向下、向外、向内的病势趋向，因此，能针对病情改善或消除这些病证的药物，相对说来也分别具有升、降、收、散四种作用趋向。这种药物的作用，可以纠正机体功能的失调，使之恢复正常。升是上升、降是下降、散为发散、收为收敛，药物升、降、收、散的性能与药物本身的性味有不可分割的关系。

五、归经

归经是指药物对于机体某部分的选择性作用，如寒性药物，虽然都具有清热作用，但其作用范围有偏于表、里、枢或某一脏腑、器官、组织之区别。归经理论古人多以经络学说作为依据，但由于经络本身的局限性，归经理论具有很大的不确定性。现代药理学的发展，提出了受体学说，中药的选择性作用同样也适用于受体学说。中药受体学说的药理研究，将使归经理论更加科学化。

六、药能

药能是药品、药性、药味、药势、归经等多种性能的综合作用，是药物的特殊功能和具体功效。药能的物质基础，是中药中所含的有效成分。

1. 生物碱　生物碱广泛存在于植物界，是一类含氮的有机化合物，有类似于碱的性质，大多数生物碱具有苦味，为无色的结晶形固体，只有少数生物碱具有颜色。植物中的生物碱多数是以生物碱盐的形式存在，多溶于水及含水的醇，不溶或难溶于乙醚、氯仿等有机溶剂。它是中药中比较重要的一种化学成分，大多数具有比较强的药用作用。

2. 苷类　是一类由糖和非糖部分组成的化合物。大多是无色、无臭、味苦的中性晶体，一般来说，大多数可溶于水或乙醇。苷元可是多种多样的化合物，如醇、酚、醛、酮、蒽醌、黄酮类、甾醇类、三萜类等。苷元的结构不同，医疗效用也不一。大多数苷类成分具有明显的医疗效用。

3. 挥发油　是一些具有芳香气或特殊气味的油状物。在常温下

三部六病导论　第六章　方药篇

能挥发，并易随水蒸气蒸馏。大多有刺激性辛辣味，它的化学组成很复杂，可能含醇、脂、醛、酮、酚、烃、萜等类化合物，具有广泛医疗效用。

4. 有机酸和鞣质　有机酸一般与钾、钠、钙等结合成有机酸盐，有的则与生物碱结合成盐。鞣质是一种复杂的酚类化合物，常为无定形的粉末，有涩味及收敛性，能与蛋白质、黏液、生物碱盐、重金属盐结合生成沉淀，露置在空气中，特别是碱性溶液中，易于氧化变成红棕色沉淀，遇高铁盐产生蓝色或蓝绿色沉淀。

5. 糖类　包括单糖、低聚糖、多糖。单糖有葡萄糖、果糖、鼠李糖。低聚糖有蔗糖、麦芽糖、菊糖、树胶、果胶、黏液质、纤维素、木质素等。糖类是植物中最常见的成分，约占植物干重量的50% ~80%。

6. 氨基酸、蛋白质、酶　氨基酸为无色结晶，大部分溶于水。蛋白质是由各种氨基酸结合组成的一类高分子化合物，大多能溶于水而成胶体溶液，起催化作用的酶也属于蛋白质。

7. 油脂　蜡、树脂是脂肪酸的甘油酯所组成的混合物。蜡与油脂相似，常温下是固体。脂肪油多有特异臭味，常呈黄色，无挥发性，易受酯酶水解，还易氧化败坏。树脂是一类化学组成较为复杂的混合物，是植物的代谢产物，多与树胶、挥发油、有机酸等共存。常为无定形固体、质脆、受热时先软化而后变为液体，不溶于水而溶于乙醇等有机溶剂。

8. 无机盐　大多数无机盐溶于水而不溶于有机溶剂，近来发现，中药中的无机盐有一定的医疗效用。

第二节　组方

方剂之组成，并非几种药物的偶然排列，或随意排列，亦不是同类药物的相合，而是根据病情所需，在辨证立法的基础上，按着一定的原则配合而成。因此，方剂与治法是密切相关的。即方剂从属于治法，在治法指导下组方，治法是方剂产生与应用之依据，所谓"方从法立""以法统方"。只有在审证求因，辨证立法之基础上，依法遣药制方，才能取得较好疗效。清代名医徐大椿说："圣人为之制方，以调剂之，或用以专攻，或用以兼治，或以相辅者，或相反者，或相用者，或相制者。故方之既成，能使药各全其性，亦能使药各失其性，操纵之法，有大权焉，此方之妙也。"

一、方性（或汤性）

方剂不是随便凑药物，方剂学旨在使数种药物有机地结合起来，发挥一种功能。随便加减药物，在军事上为乌合之众，在药学上叫汇集本草，不会收到良好的效果。科学的发展开阔了我们的眼界，中药含有许多化学成分，组成方剂会发生难以预料的变化。如同自然界中，碳、氢、氧三种元素化合可产生两亿多种物质一样。另外，这其中还有分子结构和数量的不同，产生的物质性质也不同，如甲醚和乙醇的碳、氢、氧原子的数目相同，排列不同，则产生的物质截然不同。有氢、氧两种原子，才能组成水分子，比例改变则不能成为水，这是大家所熟知的。同样，各种药物组成方剂，无不存在着物理结合和化学结合，我们称为互溶、互凝。药物组成方剂就再不是药物的性质，而出现的是方剂的性质。如同水土相合为泥，泥中有水和土，但泥的性质既不同于水，也不同于土，这是两种物质的物理变化。方剂不同于药物的另一个方面，就是化学变化，如硫黄有小毒，水银有大毒，结合成朱砂则无毒，各味药物由分散到组成一个方剂，不单是数量的相加，而且是有机的结合，形成一个有机整体，不是量变，而是质变。通过互相渗透，互相贯通，出现一种功能，叫系统值，而不是药性。这就如同前面提到的水分子一样，氧能助燃，氢能自燃，结合成水后则能灭火。触类旁通，这就是药物与方剂的根本区别。

1. 从药物学到方剂学是一次质的飞跃，药物通过有机的配合组成方剂

其目的首先在于增强或综合药物的作用，以提高原有的疗效。其次，随证合药，全面兼顾，以扩大治疗范围，使适应病情的需要。再次是制约药物的烈性或毒性，以消除对人体的不利因素，而发挥其专长。所谓"药有个性之特长，方有合群之妙用"。所以将药物组合成方，是中医治疗学从单方单药治疗发展为复方合药的一次质的飞跃。目前，西药仍然处在单方单药的阶段，较之中医方剂学落后两千余年。以中医方剂学思想来推动西药由药物学向方剂学的发展将是一个伟大的历史使命。

2. 药物组成与药量不可随意更改，一个好的方剂，是经过多次的临床反复检验，优者继承，劣者淘汰，而最终证实其疗效的

治疗各种病证，须经周密的辨证施治，选用最佳的有效方剂。各个方剂中，药味和药量都具有一个最佳比例，治疗有一个最佳效果。随便更动其中的药味和药量，就会改变方剂的性质和作用，失去原有的平衡。

仲景的方剂，具有很强的实践性，这与当时的社会环境有着密切的联系。在汉代，没有专门的药店，医生和徒弟自备药物，到病者家中行医，治好后再走，或住进一个村庄，住一段时间再转移。那时，医药不分家，这样对药物的组方、用量有详细的估计和精选，

对用药后的病情转归有全面的观察。所以说《伤寒论》著述的基础来自实践，从《伤寒论》始，辨证有法，组药有方，非此方不能治此病，非此病不能用此方。方证结合严格，两相呼应，相得益彰，这是当今医者难以做到的。

二、组方的原则性

组成一个方剂，不是把药物进行简单的堆砌，也不是单纯将药效相加，而是在辨证立法的基础上，按照一定的组织原则，选择适当的药物组合而成的。这种组方原则前人称为"君、臣、佐、使"理论。早在《素问·至真要大论》已经提出："主病之谓君，佐君之谓臣，应臣之谓使。"元代李东垣说："主病之谓君，兼见何病，则以佐使药分别之，此制方之要也。"君、臣二字带有封建色彩，现改用"主、辅、佐、使"来概括组方的原则，用以说明方剂中药物配伍的主从关系，也是方剂结构的重要环节。一个疗效确实的方剂，必须针对性强、组织严谨、方义明确、重点突出，达到多而不杂，少而精要的目的。

1. **主辅佐使的配伍** 方剂配伍理论的出现，是中医学发展到一定程度、方剂学理论逐步完善起来的标志。主辅佐使的配伍法则，是组方学的首要法则，这一理论，是伴随着方剂学的发展，逐步产生并完善起来的。决定方剂中药物的主辅佐使主要是根据药物在方中所起作用的主次、药量的多寡、药力的大小来区分的。每个方剂，主药是必不可少的。在简单的方剂中，辅、佐、使药则不一定俱存，有些方剂的主药是几味药共同作用的结果。

主药指针对主病或主症起治疗作用的药物，辅药指协助和加强主药治疗作用的药物，佐药指帮助主药治疗兼病或兼证、缓解或消除主药毒性作用，以及防病传变的药物，使药指缓和诸药性能或起引经报使作用的药物。后世医家形象地喻之为"用药如用兵"，即主攻、副攻、防范、向导这类。如麻黄汤主治恶寒发热、头痛身疼、

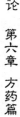

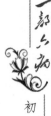
无汗而喘，脉浮紧的表寒实证，为发汗解表、宣肺平喘之剂。方中麻黄辛温发汗祛风寒，宣肺以平喘，故为主药，桂枝辛温解肌通阳，能协助和加强麻黄发汗止痛散寒之力，为辅药，杏仁苦降肺气，止咳平喘，帮助麻黄治疗喘证，为佐药，甘草甘缓和中，调和诸药，并能制约主药发汗太过，乃为使药。四药相配，主次分明，各司其职，共奏发汗解表、宣肺平喘之功。

2. 以药物性能为基础的配伍　人们在长期的医疗实践中，逐步掌握了各类药物的性能，成为指导临床遣药治病的基础。《神农本草经》把药物之间的配伍关系，总结为七个方面，称为药物的"七情和合"。其中除"单行"之外，其余六个方面，均讲述药物的配伍问题。

（1）取同类药物相近之功效，相得益彰，提高疗效。如麻黄汤中麻黄与桂枝，二药均为辛温发汗之品，麻黄辛温发汗之力浑厚，桂枝亦具辛温之性，温经通阳，解肌发汗，麻黄得桂枝，发汗之力更强，构成麻黄汤的核心。附子与干姜，附子大辛大热，温枢部少阴之寒，干姜辛热，暖里部太阴之寒，两者相伍，性味相得，可祛阴寒、回阳气。《伤寒论》中干姜附子汤、四逆汤等，均以此二药为主，用于阳绝阴盛之重证。大黄与芒硝，同为攻下药，大黄苦寒，其气味重浊，直降下行，专攻腹中胀满，积聚邪实，便结蕴热，芒硝咸寒，泻热导滞，软坚润燥，二药并用，攻积泻下之力更强。大承气汤，调胃承气汤等方，均以此二药相配。生石膏与知母，两者同为清热泻火药，石膏辛寒，知母苦寒，二药合用，加强了清泻之力。如白虎汤、白虎加人参汤、白虎加桂枝汤等，均以石膏、知母为核心。这种性、效相近药物的配伍使用，属相须为用，都能增强原单味药物疗效。如龙骨与牡蛎、枳实与厚朴，猪苓与泽泻，水蛭与虻虫，甘遂与大戟、芫花等。

（2）取性味、功效不同的药物，配合使用，取其某一方面的协同作用，达到相得益彰之效。如桂枝与白芍，辛温合酸甘，解肌和

242

营。黄连与阿胶，苦寒与甘温，滋润以清热护阴。半夏与人参、桂枝与茯苓、生姜与半夏、麻黄与白术、大黄与厚朴等，均属此，这种配伍，相使为用，增进疗效，但往往不像同类药合用那样，直增其锐气，而是通过配合，产生新的功能。如桂枝辛温解肌，温经通阳，与茯苓配伍后，便通阳化气、温化水饮。五苓散、苓桂术甘汤、苓桂甘枣汤、茯苓甘草汤、茯苓泽泻汤、防己茯苓汤等方，均为此二药同用，取其化气行水之功。

另外，相畏、相杀的药物配伍使用，如半夏与生姜，生姜制生半夏的致呕作用，而使其降逆散水之功能增强。大乌头煎以蜜二升纳入乌头久煎，制乌头之毒性。葶苈大枣泻肺汤，葶苈泻肺逐饮，大枣制葶苈的峻猛，利水而不伤正气。苦酒汤中，以鸡子清之甘寒，消除半夏辛燥之性。

（3）取相反药物配伍，相反相成，对立统一，构成新的药物功效。李时珍说："一冷一热、一阴一阳，阴阳相济，最得制方之妙。"

①寒热并用：如大青龙汤、麻杏石甘汤，以辛温之麻黄与辛寒之石膏配用。大黄附子汤、附子泻心汤等以大辛大热的附子配大黄之苦寒，桃核承气汤以桂枝配大黄等寒温并用。

②补泻兼施：如大黄䗪虫丸既用大黄、黄芩、水蛭、虻虫等祛邪化瘀之品，又用地黄、白芍、甘草等滋阴补血。仲景所用扶正药物，以人参、甘草、大枣为多，主要以益气为主，尤重顾护胃气。祛邪药物，以大黄使用较多，另外，攻逐水饮，破血祛瘀药物使用频率也较高。

③升降同用：泻心汤诸方，辛开苦降，用于脾胃气机逆乱之痞证。旋覆代赭汤，以人参、大枣、甘草等升脾气，以旋覆花、代赭石、半夏等降胃逆之气。

④散敛相伍：如小青龙汤中生姜、细辛之辛散配酸敛之五味子，桂枝配白芍。射干麻黄汤以辛温之麻黄配苦寒之射干等。

⑤润燥共济：炙甘草汤中桂枝、生姜温通血脉配生地、阿胶、

麦冬、麻仁滋阴生津，麦门冬汤之麦冬配半夏等。

⑥行止相伍：当归黄芪补血汤，当归活血、黄芪补气。温经汤中吴茱萸、桂枝温经散寒，白芍养血敛阴等。

这种对立统一的配伍方法，充分体现了相反相成、矛盾统一的辩证观。这种配伍方法，对于协调人体的阴阳平衡，调整寒热温凉、气机升降收敛等，能收事半功倍之效。

3. 以方剂为基础的加减配伍，是创制新方的一个途径，也是仲景制方规律的重要组成内容

（1）药味增减的变化。一个方剂在主药、主症不变的情况下，随着次要症状或兼证的不同增减其次要药味，以适应新的病情的需要，这种情况叫"随证加减"。

例如桂枝汤证，兼有咳喘、腹胀症，则加厚朴、杏仁，命名为桂枝加厚朴杏子汤。又如桂枝汤证，兼见脉促、胸满者，则减去芍药者，命名为桂枝去芍药汤。

（2）药量增减的变化。药量增减的变化，是指方中药物不变，只增减药量，可以改变方剂药力的大小或扩大其治疗范围，甚至可以改变方剂的主药和主症。

例如四逆汤是用附子一枚、干姜一两半、炙甘草二两组成，功效回阳救逆，主治枢阴虚衰、四肢厥冷。如用附子大者一枚，干姜加至三两则成为通脉四逆汤，回阳救逆之力更大，并能通脉，扩大了治疗范围，用于枢阴病阴盛格阳的戴阳证。又如小承气汤是由大黄、枳实、厚朴三味药组成，方中以大黄四两为主药，枳实三枚、厚朴二两为佐使药，功效荡热攻实、主治里阳腑实证。若改用厚朴八两为主药，枳实五枚为辅药，大黄四两为佐使药，则方名改为厚朴三物汤，功效行气通便，主治气满、腹部胀满、便秘。这些都是增减药量而引起主药和主治改变的例子。

（3）剂型更换的变化。同一个方剂，由于剂型不同，在运用上也有区别。例如理中丸和理中汤，理中丸力缓效慢，理中汤力峻效

急。抵当汤与抵当丸，汤力小而功急，丸力大而功缓，不可拘泥于"汤者荡也，丸者缓也"之说。

（4）合方：《素问·至真要大论》云："奇之不去则偶之，是谓重方。"张子和解释说："二方相合之谓也。"仲景方药中常有以二方或三方合用者，如柴胡桂枝汤、麻黄桂枝各半汤、桂枝二麻黄一汤、桂枝二越婢一汤等。这种复方的应用，扩大了辨证范围和方剂的适用范围，对后人制方有一定的启发，如刘河间以小柴胡汤与四物汤合方名"柴物汤"，何廉臣以小柴胡汤合平胃散，名柴平汤，小柴胡汤与五苓散合方的"柴苓汤"。

三、方剂的命名方法

一首方剂，要有合理的药物组成和确切的临床疗效，也应当有切合方剂要点的名称。仲景方剂的命名，一般提示了方剂的组成规律和主治功效。主要有以下规律：

1. *以方剂中药物名称命名* 在仲景方剂中，以药物名称命名的最多，约占全部方剂的75%以上。

（1）以组成方剂的全部药物命名：如栀子豉汤、麻黄细辛附子汤、茯苓桂枝甘草大枣汤、当归生姜羊肉汤、麻黄杏仁甘草石膏汤，等等，这种命名方法，提示了由数种药物共同构成了方剂的效用。

（2）以方剂中主药为名：如桂枝汤、麻黄汤、茵陈蒿汤、白头翁汤、蜀漆散、木防己汤等，突出了方剂中的主药。也有以二味主药命名的方剂，如竹叶石膏汤、黄连阿胶汤、大黄牡丹汤等。以三味主药命名，麻黄连翘赤小豆汤、葛根黄芩黄连汤、桂枝芍药知母汤等。以四味主药命名的方剂，芎归胶艾汤等。

（3）以药物名称加数字的命名：如五苓散、厚朴三物汤、厚朴七物汤、茵陈五苓散、黄芪桂枝五物汤，等等。数字大部分代表了组成方剂的药物数量，药名是方剂的主药。

（4）在原来药名为方剂名称的基础上，加减药物命名：如桂枝

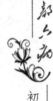

加厚朴杏子汤、桂枝去芍药汤、桂枝去桂加茯苓白术汤、当归四逆加吴茱萸生姜汤等。

2. 以方剂功效命名　这种命名方法强调了方剂的功能。

（1）承气汤类：承有承顺之意，气指人体胃肠之气。里部以通为用，但邪热、食滞等导致胃肠腑气不通，此类方剂具有攻下通腑之功能，顺畅胃肠之气，故名承气。主要方剂有大、小承气汤，调胃承气汤，桃核承气汤等。

（2）泻心汤类：它们主要用于"心下痞"的治疗。痞即气机痞塞，心下非心脏之下，而指胃脘。泻心汤类方剂和中降逆消痞，泻有疏通气机之意，心指胃脘部。此类方剂共有半夏、生姜、甘草、附子泻心汤，大黄黄连泻心汤，泻心汤等。一般既有干姜、半夏等辛温，又有大黄、黄芩、黄连之苦寒，是仲景寒热并用、辛开苦降的著名方剂。

（3）抵当汤类：有抵当汤与抵当丸，为破血逐瘀之峻剂。

（4）陷胸汤类：成无己说："结胸为高邪，陷下无以平之，故治结胸曰陷胸汤。"有大陷胸汤、大陷胸丸、小陷胸汤等方。

（5）建中汤类：建为建立，强调之意，中指中焦脾胃。包括大建中汤、小建中汤、黄芪建中汤。

（6）排脓汤类：包括排脓散、排脓汤，为治疮痈之方，有祛除脓液的效果。

此外，如肾气丸、下瘀血汤、温经汤、理中汤等，均为以功效命名的方剂。

3. 以方剂主治病证命名方剂　四逆汤类：主要用于四肢厥逆的证治。如四逆汤、四逆加人参汤、通脉四逆汤、通脉四逆加猪胆汁汤、当归四逆汤、四逆散等。

另外，如奔豚汤、风引汤等，皆为以主治病证命名的方剂。

4. 以四神类比方剂功效命名

（1）青龙汤类：有大青龙汤、小青龙汤、小青龙加石膏汤等，取青龙行云布雨之象比发汗化饮之效。另有以麻黄之青以象青龙之意。

（2）白虎汤类：有白虎汤、白虎加人参汤、白虎加桂枝汤等，取白虎肃杀之象比清热降温之效。另有以石膏之白以象白虎之意。

（3）真武汤，又名玄武汤，取玄武司水火之能比温阳利水之功。另有取附子之黑象玄武。

（4）朱雀汤，又名十枣汤，取大枣之红以象朱雀。另有黄连阿胶汤为朱雀汤异名。

（5）以方剂的颜色命名。如三物白散、白通汤、侯氏黑散、赤丸、桃花汤等。

第三节　方剂的归类

方剂的分类，最早见于《内经》，主要是以病情轻重、病位上下、病势缓急、药物奇偶等作为方剂分类的依据，把方剂分为大、小、缓、急、奇、偶、复七方。

后世医家多以法类方，如北朝北齐徐之才《药对》，将方剂归纳为宣、通、补、泄、轻、重、滑、涩、燥、湿"十剂"。至宋代再加寒、热两剂，称为十二剂，明代又增升、降两剂为十四剂。明代徐思鹤在此基础上发展为二十四剂。张景岳在《新方八阵》中认为"大都方宜从简"，提出补、和、攻、散、寒、热、固、因八阵。即补其不足、调和偏胜、攻其有余、散其外邪、寒凉清热、温阳散寒、固其滑脱、因证列方。到了清代，《医方集解》根据方剂的不同功效，分为补养、发表、涌吐、攻里、表里、和解、理气、理血、祛风、祛寒、清暑、利湿、润燥、泻火、除痰、消导、收涩、杀虫、明目、痈疡、经产、救急等二十二类。这种分类法有利于临床应用

三部六病导论　第六章　方药篇

和学习。

另外，还有一大流派是以病证统方，诸如《肘后备急方》《千金方》《外台秘要》《圣济总录》《太平惠民和剂局方》以及临床各大家，如金元四大家，温病学派，等等。

综上所述，历代对方剂的分类不外两种，一是以病证分类，一是以治法分类。以病证归类，适用于初学者，或临床工作者，实用性强，所谓"须有检讨，仓卒易识"。以治法归类，便于对照研究，体现了方与法的关系。两种归类方法也各有缺陷，以病证归类，容易造成"天下无病可治"的现象，以治法归类则容易出现"天下无方可用"的情况。

汉代张仲景《伤寒论》则采取了以辨证统方、以方名证的方法，把治法和病证有机地结合起来，形成了独具特色的"方证学"体系，这一思路，把方和证统一起来，辨证和论治统一起来，具有十分深刻的内涵和现实意义，直至今日，仍不失为最佳方案。只有方才能提示证的本质，只有证才能验证方的临床疗效，方证是不可分的。现仅就常见的方证作简单的归类，以作示范。

一、纠偏方

1. 表部方

（1）表阳病

主症：头项强痛，发热恶寒，无汗，脉浮，或咳喘。

治则：辛凉发汗解表。

主方：葛根麻黄汤。葛根 30g、麻黄 10g、石膏 30g、杏仁 15g、甘草 10g。

煎服法：上药五味，加水 500ml，煎取 150ml，温顿服，取微似有汗为佳。小儿酌减。忌辛温之品。

按语：表阳病的主方用葛根麻黄汤，是在实践中逐步确定的。过去一般认为桂枝汤和麻黄汤是表阳病的治疗方剂，从临床应用的结果看是不适宜的。表阳病是表部的阳性病，病性属热，病势属实，阳性病的治则应该是"热则寒之""实则泻之"，宜辛凉发汗解表以祛表部实热，而不应该用热性方剂，麻黄汤、桂枝汤均属辛温之剂。王叔和曾说："桂枝阳盛，下咽则毙。"桂枝汤实乃表阴病表虚之治方，而非表阳病所能用，热证以热治，犹火上浇油、抱薪救火，反使其热益盛，病更加剧。

通过实践，根据"太阳病，项背强几几，无汗，恶风者，葛根汤主之"，曾用葛根汤作为表阳病主方，开始应用，但是终因葛根汤是以桂枝汤为基础方，疗效仍不理想。后根据"热则寒之"的原则，将桂枝汤更为麻杏甘石汤，于 1973 年用于临床，结果一试成功，大大扩大了治疗面，提高了疗效，故取名葛根麻黄汤。方中葛根为主药，麻黄为副主药，主药的选择是根据疗效高、治疗全面、使用稳妥三原则确立的，表阳病代表着表邪的实热，需以辛凉药解表，辛以发散，凉以治热，治疗针锋相对。葛根性凉，又有发汗作用，可以解表。解表药都有发汗作用，但是由于一些药发汗力大，易致大量出汗而耗损津液，一些药发汗力小又不能达到发汗祛邪的目的，葛根既可发汗解表，又清热生津，久服无副作用，故选用葛根作表阳病的主药。但葛根亦有其不足，发汗之力不及麻黄，对于无汗之实证，则显其力逊，选用麻黄作副主药以治表阳之实，取其发汗，祛邪外出，二药伍用，共同治疗表阳病的实热之证。麻杏石甘汤四药合用，宣通肺气以清泄肺中之热，肺与皮毛相表里，葛根麻黄汤五药并用，体表与肺内之热可俱解。实践证明，本方可作表阳病的代表性方剂。

（2）表阳病类方

①麻杏石甘汤证：汗出而喘，无大热。

治则：清肺平喘。

麻黄 12g、杏仁 15g、甘草 6g、石膏 24g。

上四药，以水 500ml，煮取 200ml，去渣温服 100ml，一日二

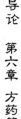

次服。

②越婢汤证（《金匮要略》）：汗出，恶风，无大热，一身悉肿，脉浮。

治则：散热消肿。

麻黄18g、石膏24g、生姜9g、甘草6g、大枣5枚。

上药五味，以水600ml，煮取300ml，分温三服。

③桑菊饮证（《温病条辨》）：咳嗽，身体热甚，微渴。

治则：散热止咳。

杏仁6g、连翘4g、薄荷3g、桑叶8g、菊花6g、桔梗6g、甘草3g、苇根6g。

上药八味，以水1000ml，煮取500ml，日二服。

④银翘散证（《温病条辨》）：发热微恶风寒，无汗或汗出不畅，头痛口渴，咳嗽咽痛，舌尖红，苔薄白或苔黄，脉浮数。

治则：散热解毒。

连翘30g、金银花30g、苦桔梗18g、薄荷18g、淡竹叶12g、生甘草15g、荆芥穗12g、淡豆豉15g、牛蒡子18g。

上九药，杵为散，每服18g，鲜苇汤煎，香气大出，即取服，勿过煮。病重者，约二时一服，日三服，夜一服；轻者，三时一服，日二服，夜一服；病不解者作再服。

⑤升麻葛根汤证（《小儿药证直诀》）：麻疹未发，或发而未透，发热恶风，头痛，肢体痛，喷嚏，咳嗽，目赤流泪，口渴，舌红苔干，脉沉数。

治则：辛凉解肌，透疹解毒。

干葛9g、升麻3g、芍药4g、甘草3g。

上药四味，加水300ml，煮取200ml，日二服，不效再服。

（3）表阴病

主症：手足逆冷，脉沉细，或四肢痹痛。

治则：温通血脉。

主方：当归桂枝汤。当归 15g、桂枝 10g、赤芍 10g、细辛 10g、木通 10g、甘草 10g、大枣 10 枚。

煎服法：上药七味，以水 800ml，煮取 300ml，去滓，温服 100ml，日三服，忌食肉类，戒房事。

按语：表阴病的主方源于《伤寒论》第 351 条的当归四逆汤，通过实践确定。当归四逆汤是以桂枝汤作基础，去生姜加当归、细辛、通草而组成。桂枝汤是调和营卫，治疗表虚寒的方剂，桂枝汤中桂枝，甘草相合辛甘以化阳，芍药、甘草相合酸甘以化阴，当归活血补血，细辛作为沟通上下、联络表里的枢药，通草以通经活络，七药共用，使脉络得通，气血得充，表部虚寒去而表阴诸症尽。当归是补血活血药，它既能流通血脉，温煦四肢，又具有补血之功，桂枝性温，协助当归温通血脉，使气血通畅，故二药为表阴病的主药、副主药。为突出主药的作用，故而将当归四逆汤更名为当归桂枝汤。

（4）表阴病类方

①桂枝汤证：头痛发热，汗出恶风，脉缓或时发热，自汗出。

治则：调和营卫。

桂枝 10g、白芍 10g、甘草 10g、生姜 10g、大枣 4 枚（擘）。

上药五味，以水 300ml，煮取 100ml，去渣、顿服，服后 15～30 分钟无汗出者，以热稀粥助之，取微似有汗为佳，不可令汗淋漓，病必不除。一服病愈，止后服。不愈者，再服。

按语：桂枝汤为治表阴病表虚寒证之自汗出的代表方剂，用之得当，药到病除。后人把桂枝汤称为发汗剂是极大的错误。

②黄芪桂枝五物汤证（《金匮要略》）：血痹证肌肤麻木不仁，脉微而涩紧。

治则：益气温阳，和营通痹。

黄芪 9g、桂枝 9g、芍药 9g、生姜 18g、大枣 4 枚。

上药五味，以水 600ml，煮取 250ml，温服 80ml，日三服。

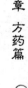

三部六病导论 第六章 方药篇

③阳和汤证（《外科证治全生集》）：一切阴疽、贴骨疽、流注、鹤膝风等，局部漫肿无头，皮色不变，不热，舌淡苔白，口不渴，脉沉细或迟细。

治则：温阳补血，散寒通滞。

熟地30g、肉桂3g、麻黄2g、鹿角胶9g、白芥子6g、姜炭2g、生甘草3g。

上药七味，加水1000ml，煮取300ml，分温二次服。

④四物汤证（《太平惠民和剂局方》）：面色萎黄，唇白无华，妇女经量少，舌淡脉细。

治则：补血和营。

当归10g（酒浸微炒）、川芎6g、白芍10g、熟地黄15g。

上药四味，加水500ml，煮取200ml，去渣热服，日二次。

⑤当归补血汤证（《内外伤辨惑论》）：肌热面赤，烦渴欲饮，脉洪大而虚，重按无力，或产后发热，头痛，或疮疡溃后，久不愈合。

治则：补气生血。

黄芪30g、当归6g（酒洗）。

上药二味，加水300ml，煮取100ml，去渣温服。

⑥玉屏风散证（《世医得效方》）：恶风自汗，面色㿠白，舌质淡，苔薄白，脉浮虚软。

治则：益气固表。

黄芪180g、白术60g、防风60g。

上三药，研末，每日二次，每次6～9g。

2. 里部方

（1）里阳病

主症：胃家实，大便难，潮热，汗自出。

治则：攻下实热。

主方：大黄芒硝汤。大黄15g、芒硝10g、枳实30g、厚朴20g、白芍 30g。

上药五味，以水 1000ml，先煎厚朴、枳实、芍药三药，取 500ml，去滓，纳大黄，再煮取 300ml，去滓、纳芒硝，更上微火一两沸，分温二服，得下，余勿服。

按语：里阳病是内热致实，实则气机不畅，故有热、有食、有气相互掺杂，治疗必须针锋相对，一要凉药清热，二要排出蓄积之物，三要照顾机体的功能恢复，方选大承气汤。通过大黄、芒硝、枳实、厚朴共同作用，达到荡涤肠胃，推陈出新，泻热泻食，急下存阴的治疗目的，故选大承气汤为基础方，以建泻热除积、消胀除满、软坚通便之功。有时，肠处于痉挛状态，故加白芍，缓解之，促进泻下，主方名为大黄芒硝汤。方中大黄性寒，味苦，苦寒可以泻热，具有较强的攻下作用，大黄内含蒽醌类物质和鞣质，既有泻下通便的作用，又有收敛止泻的作用，具备先泻后敛的特性，可使里阳实热得排得泄，又不致大损正气。此外，大黄苦寒，除泻里阳实热外，还有较强的抑菌作用，对于因肠道感染而引起的里部实热证，用之更妥，故为主药。但大黄泻下之力虽强，然对里阳病来说，泻下不仅需要肠道收缩之力，而且又需要大量的液体稀释蓄积物，故此大黄就显不足，必须用芒硝以助，芒硝含有硫酸镁、硫酸钠、硫酸钙等成分，不易被肠壁吸收，在肠中形成高渗溶液，使肠道保持大量水分，以软坚排便，助大黄泻热，故为副主药。芍药、枳实、厚朴能平痉挛、增强胃肠节律性蠕动、健脾胃、消胀排气，共同组成泻实热之重剂。里阳之热必须用下法才能解决，体内热源物质不排，不足以降温。

（2）里阳病类方

①大承气汤证：汗出不恶寒，反恶热，潮热谵语，腹满而喘，身重短气，手足漐然汗出，大便不通，腹满痛，按之硬，脉迟或脉实；或大便难，目中不了了，睛不和，身微热；或日晡所发潮热，不恶寒，独语如见鬼状，若剧者，发则不识人，循衣摸床，惕而不安，微

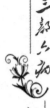

喘直视，不大便五六日，上至十余日，脉弦；或热结旁流，下利清水，色纯青，腹胀满痛，按之坚硬有块，口舌干燥，脉滑力实。

治则：峻下热结。

大黄12g（酒洗）、厚朴15g、枳实15g、芒硝9g。

上药四味，以水500ml，先煮厚朴、枳实，取300ml，去滓，纳大黄，更煮取200ml，去滓，纳芒硝，更上微火一两沸，分温再服。得下余勿服。

②小承气汤证：汗出，谵语，潮热，小便数，大便硬，腹大满不通，脉滑而疾；或大承气汤的先行试探剂，以入腹中，以有无转矢气来测知有无燥屎；或痢疾初期，腹中疼痛、胀闷、里急后重。

治则：轻下热结。

大黄12g（酒洗）、厚朴6g、枳实12g。

上药三味，以水500ml，煮取200ml，去滓，分温二服，初服汤当更衣，不尔者，尽饮之；若更衣者，勿服之。

③调胃承气汤证：发热，汗出，恶热，口渴，便秘，腹胀满。

治则：缓下热结。

大黄12g（酒洗）、芒硝6g、甘草12g。

上药三味，以水500ml，煮二药至100ml，去滓，纳芒硝，更上微火一两沸，温顿服之。

④大陷胸汤证：结胸热实，不大便五六日，舌上燥而渴，日晡所小有潮热，从心下至少腹硬而痛不可近，脉沉而紧，心下痛，按之石硬。

治则：泻热涤痰。

大黄18g、芒硝20g、甘遂1g。

上药三味，以水600ml，先煮大黄，取200ml，去滓，纳芒硝，煮一两沸，纳甘遂末，温服100ml，得快利，止后服。

⑤大陷胸丸证：结胸热实，脉沉而紧，颈亦强，如柔痉状。

治则：泻热涤痰，宣肺利水。

大黄 24g、葶苈子 10g（熬）、芒硝 10g、杏仁 10g（熬黑）。

上药四味，捣筛二味，纳杏仁、芒硝合研和如脂，和散。取如弹丸一枚，别捣甘遂末 1g，白蜜 20ml，水 200ml，煮取 100ml，温顿服之，一宿乃下，如不下，更服，取下为效。

按语：结胸证的形成原因有二，一是表证未解，热邪内陷，水津不得四布，导致水积胸胁，痰饮结于胃中所致，此即由表证演变而成。二是由某些疾病引起体内气血津液运化失职，导致胸腔积水，逐步形成结胸证（胸、腹膜炎）。大陷胸汤直接清除胃肠之痰饮，大陷胸丸则含有葶苈子、杏仁宣肺利水，连同肺中痰饮并治，如肺中无痰则用大陷胸汤治疗为宜。

⑥十枣汤证：胁下有水气（胸水），咳唾，胸胁痛，心下痞硬，干呕短气，头痛目眩，胸背掣痛不得息。

治则：攻逐水饮。

芫花（熬）、甘遂、大戟各等分。

上药三味，等分为末，以水 200ml，先煮大枣肥者十枚取100ml，去滓，纳药末。强人服 3g，羸人服 1.5g，温服之，平旦服。若下后病不除者，明日更服，加 1g，得快下利后，糜粥自养。

按语：十枣汤，又叫朱雀汤。本方虽效力显著，用之宜慎，须在脉不数而滑或平脉，无心功能不全者可用，肝硬化腹水亦可用，体质弱而不耐泻者，不可用，本汤主要适用于里阳实证，水去则停服，不可过剂，以恐损伤正气而使机体由实转虚，病情逆转。

⑦桃核承气汤证：少腹急结，其人如狂，小便自利。

治则：泻热逐瘀。

桃仁 12g、大黄 12g、桂枝 6g、甘草 6g、芒硝 6g。

上药五味，以水 700ml，煮取 300ml，去滓，纳芒硝，更上火，微沸，温服用 100ml，日三服，当微利。

⑧抵当汤证：少腹硬满，小便自利，其人喜忘，发狂或如狂，屎虽硬而大便反易，色黑舌见紫斑，脉沉结。

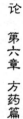

治则：攻逐蓄血。

水蛭 10g、虻虫 5g、桃仁 12g、大黄 10g。

上药四味，以水 500ml，煮取 300ml，去渣，分温三服，以下为度，不下更服。

按语：里部有瘀血停留，较少见，大部分见于发烧月余后。辨血证时，其特点有二：一是小便利，二是大便黑、便时容易。体内瘀血者，多选用桃核承气汤治肠内新瘀，抵当汤治久瘀，用在血已结之后。里部消化系统与气血有着密切的联系，每日饮水 2500ml，肠道会有 800ml 水的循环量，肠道实可直接导致气血瘀滞。热性病发展到里阳，在高热的情况下，引起混合物的分解，使血、气、粪、黏液等物形成瘀结，影响正常的血液循环与新陈代谢，在这种情况下使用桃核承气汤、抵当汤活血化瘀，借胃肠之道，排除有形之物，则可达到治愈的目的。

（3）里阴病

主症：腹满，或吐，或利，时腹自痛。

治则：温胃健脾。

主方：苍术干姜汤。苍术 30g、干姜 10g、茯苓 30g、甘草 10g。

上药四味，加水 800ml，煮取 300ml，分三服，忌食生冷。

按语：里阴病主方，根据《金匮要略·五脏风寒积聚病脉证并治》甘姜苓术汤列出。"肾着之病，其人身体重，腰中冷，如坐水中，形如水状，反不渴，小便自利，饮食如故，病属下焦。身劳出汗，衣里冷湿，久久得之，腰以下冷痛，腹重如带五千钱，甘姜苓术汤主之。"里阴病的主要病理变化就是小肠吸收功能降低，中医称为"脾虚证"。在中药 2600 味中，只有苍术、白术能促进小肠吸收功能，苍术比白术的功效大三倍，在古方中，苍、白二术不分，以"术"为名。苍术健脾燥湿，促进小肠吸收，通过"脾气散精，上归于肺"。吸收功能实乃脾上升作用，用苍术解决了吸收功能之后，水进入组织增多，需用茯苓，一吸一排，共同完成燥湿利水之功，故临床多苓、术同用，如果水分在体内只吸收不排泄，就会出现身重、水肿，故里阴病虚寒应用苍术健脾燥湿，茯苓健脾利水，用干姜、甘草以温补脾胃，提高里部温度，增加吸收能力，四药共用，担负着里阴病的主治。苍术芳香燥湿，长于健脾温中，亦温亦补，故为里阴主药。苍术虽温，但由于里阴虚寒且常有吐利，使阳更虚，仅靠苍术之温是不足的，必须配伍干姜加强温热力量，干姜温中之功最强，故用之为副主药，二药相互为用，在里部既有物理的提高温度、增强吸收作用，又有药理的增强酶的活性，提高吸收力的作用。为突出术、姜的作用，将原方更名为苍术干姜汤。

（4）里阴病类方

①旋覆代赭汤证：心下痞硬，噫气不除，病位在食道。

治则：消痞和中，涤饮降逆。

旋覆花 10g、党参 30g、生姜 15g、代赭石 30g、炙甘草 10g、半夏 10g、大枣 10 枚。

上药七味，以水 500ml，煮取 150ml，去渣，顿服。

②吴茱萸汤证：食谷欲吐，或头痛、干呕吐涎沫或吐利，烦躁欲死，或呕而胸满，病位在胃。

治则：和胃平痉，止痛止吐。

吴茱萸 15g、党参 30g、生姜 30g、大枣 12 枚。

上药四味，以水 700ml，煮取 200ml，去渣，温服 100ml，日二服。

③五苓散证：烦渴，渴欲饮水，水入则吐，小便不利，病位在升结肠。

治则：健脾燥湿，化气行水。

猪苓 10g、泽泻 10g、茯苓 10g、白术 10g、桂枝 10g。

上药五味，以水 1000ml，煮取 300ml，去渣，分温三服，得小便利即止。

按语：升结肠主要吸收水分，水分得不到吸收，组织间津液缺

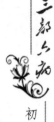

乏，故出现微热消渴，渴而躁烦，小便不利。水饮不被吸收则可致下利。白术提高肠道的吸收功能，桂枝温阳行水，茯苓、猪苓、泽泻三味共同利尿，把水分排出，以加强其吸水功能。

④桃花汤证：下利频数，便脓血，口不渴，小便清，病位在降结肠。

治则：温补里阴，涩肠固脱。

赤石脂45g、干姜10g、粳米30g。

上药三味，以水1000ml，煮取300ml，去渣，温服100ml，日三服。

⑤半夏干姜散证：干呕，吐逆，吐涎沫，里阴病偏于胃寒者。

治则：温胃止呕。

半夏50g、干姜50g。

上药杵为散，每服10g，以水150ml，煮取100ml，顿服之。

⑥厚朴汤证：腹胀满，口不渴，里阴病偏于虚者。

治则：益气健脾除满。

厚朴24g、生姜24g、半夏15g、甘草6g、党参30g。

上药五味，以水1000ml，煮取300ml，去渣，温服100ml，日三服。

3. 枢部方

（1）枢阳病

主症：胸中热烦，胸满，身热或寒热往来，咽干口苦，小便黄赤。

治则：清热除满。

主方：黄芩柴胡汤。黄芩30g、柴胡15g、白芍15g、石膏30g、竹叶10g、知母30g、甘草10g、大枣10枚。

上药八味，以水1000ml，煮取500ml，去渣，温服150ml，日三服。

按语：枢阳病是一个实热证，治疗原则必须是清热除满，其方剂的组成和药物的选择，应该具备清热、降温、除满、扶阴四个条件，选用黄芩汤作基础方，方中黄芩清热泻火以治热，柴胡枢转疏满以治实，石膏、竹叶、知母清热泻火以降温，芍药配甘草酸甘化阴。清热药中首选黄芩，研究表明，黄芩可对十余种细菌有杀菌、抑菌作用，并有解毒、利尿的功能，这些对于治疗热性病都是有利的，故列为枢阳主药。柴胡转枢，有疏满解郁之功，可治枢阳之实，列为副主药。枢阳之热，在体内产生高温，要降温，最有效的降温方是白虎汤，石膏的作用重点是抑制体内的产热中枢的兴奋作用，其有效成分硫氧氢钙通过作用于下丘脑而抑制产热中枢来发挥降温作用，故有"一钱石膏，三桶凉水"之称，其作用不是消炎，而是降温。热久要伤阴，津液缺乏，要注意滋阴，竹叶、石膏、芍药、甘草清热以滋阴。全方清、降、散、滋四法俱备。

（2）枢阳病类方

枢阳病热证：

①白虎汤证：发热，脉滑，自汗出，口渴，谵语。

治则：清热降温。

石膏60g、知母20g、甘草10g、粳米30g。

上药四味，以水1000ml，煮取300ml，分温三服。

②竹叶石膏汤证：身热多汗，烦渴喜饮，口干少气，舌红干，脉虚数。

治则：清热滋阴。

竹叶9g、石膏30g、半夏9g、麦门冬18g、人参5g、甘草30g、粳米8g。

上药四味，以水1000ml，煮取600ml，去渣，纳粳米，米熟汤成，去米温服100ml，日三服。

③栀子豉汤证：发热而烦，胸中空，虚烦不得眠，反复颠倒，心中懊恼。

治则：清火除烦。

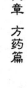

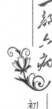
栀子 15g、淡豆豉 10g。

上药二味，以水 800ml，先煮栀子得 500ml，纳豉，煮取 300ml，去滓，分为二服，温进一服得吐者，止后服。

④黄连阿胶汤证：心中烦，不得卧。

治则：清火救阴。

黄连 15g、黄芩 6g、芍药 6g、鸡子黄 2 枚、阿胶 10g。

上药五味，以水 1000ml，先煮三物，取 600ml，去滓，纳胶烊尽，小冷，纳鸡子黄，搅令相得，温服 200ml，日三服。

枢阳病实证：

⑤猪苓汤证：咳而呕渴，心烦不得眠或小便不利，脉浮发热，渴欲饮水。

治则：清热利尿。

猪苓 10g、茯苓 10g、阿胶 10g、泽泻 10g、滑石 10g。

上药五味，以水 800ml，先煮四味取 400ml，去滓，纳阿胶烊化，温服 130ml，日三服。

⑥四逆散证：手足厥冷，脘腹胁肋疼痛。

治则：理气解郁。

甘草、枳实、柴胡、芍药各等分。

上药四味，捣筛、白饮和服 10g，日三服。

⑦枳实栀子汤证：劳复烦热，其人身体重、少气、少腹里急，或引阴中拘挛，热止冲胸，头重不欲举，眼中生花，膝胫拘急。

治则：清热解郁。

枳实 10g、栀子 15g、豆豉 25g。

上药三味，以清浆水 1400ml，空煮取 800ml，纳枳实、栀子，煮取 400ml，下豉，更煮五六沸，去滓，分温再服。覆令微似汗。

（3）枢阴病

主症：心动悸，背恶寒，短气，或脉微细。

治则：强心壮阳。

主方：人参附子汤。人参10g、附子5g、茯苓15g、五味子15g、麦门冬30g。

上药五味，以水 800ml，煮取 300ml，去滓，温服 100ml，日三服。

按语：枢阴病本质虚寒，治以温补。人参附子汤，温补齐备，以补济虚，以热治寒。人参补益心阴，以济枢阴之虚，附子强心温阳，以祛枢阴之寒，茯苓健脾利水，消除浮肿，以减轻心脏负担，麦冬、五味子酸敛固气，可抑制附子之燥，并有强壮中枢神经系统的作用，与人参配伍，又取生脉散之义。附子强心壮阳，可使心衰恢复，其效力显著，日本小营卓夫曾做过试验，使蛙心停跳，再将从附子提取的配糖体给予注射，蛙心可重新恢复跳动，足可见其效力，临床所治特征就是背恶寒，见其症用其药，准确无误，故列为枢阴病主药。人参兴奋心肌，使心肌收缩力增强，可以起死回生，有类似洋地黄之功，但洋地黄之毒，列为枢阴病副主药。应用人参有一点要切记，心脏将停跳时，慎用人参，因人参兴奋心肌，有类似洋地黄作用，抑制传导系统，加速病人死亡，用时须配附子。

（4）枢阴病类方

①真武汤证：腹痛，小便不利，四肢沉重，自下利。

治则：温阳行水。

附子9g、生姜9g、白术6g、茯苓9g、白芍9g。

上药五味，以水 1600ml，煮取 600ml，去滓，温服 150ml，日三服。

②茯苓四逆汤证：小便不利，手足逆冷，烦躁。

治则：回阳利尿。

茯苓12g、人参3g、附子5g、干姜6g、甘草6g。

上药五味，以水 1000ml，煮取 600ml，去滓，温服 200ml，日三服。

③附子汤证：口中和，背恶寒，身体痛，手足寒，骨节痛，脉沉。

治则：温阳祛寒。

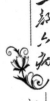

附子5g、茯苓9g、人参6g、白术12g、芍药9g。

上药五味，以水1600ml，煮取600ml，去滓，温服200ml，日三服。

④四逆加人参汤证：恶寒，脉微，下利，手足逆冷，心动悸。

治则：回阳强心。

附子5g、干姜5g、甘草6g、人参3g。

上药四味，以水600ml，煮取300ml，去滓，分温再服。

⑤炙甘草汤证：心动悸，脉结代。

治则：温阳复脉。

炙甘草12g、生姜10g、桂枝10g、生地30g、麦冬15g、麻仁15g、大枣30枚、人参6g、阿胶6g。

上药九味，以清酒1400ml，水1600ml，先煮八味，取600ml，去滓，纳胶烊尽，温服200ml，日三服。

⑥四逆汤证：少阴寒证，大汗出，热不去，内拘急，四肢疼，下利厥逆，恶寒，呕吐，小便利，脉沉弱。

治则：回阳救逆。

附子5g、干姜6g、甘草6g。

上药三味，以水600ml，煮取250ml，去滓，分温再服。

强人可附子5g、干姜9g。

⑦生脉散证：少阴虚证，心动悸，自汗出，少气，脉微弱或浮大无力。

治则：益气强心，生津敛阴。

人参10g、麦冬15g、五味子6g。

上药三味，以长流水1000ml，煮取500ml，不拘时温服。

二、协调方

1. 表部方

①葛根汤证：项背强几几，恶风，有汗或无汗，骨节疼痛，或

吐或利。

治则：温经解表。

葛根 12g、桂枝 6g、麻黄 9g、芍药 6g、甘草 6g、生姜 9g、大枣 4 枚。

上药七味，以水 1000ml，先煮麻黄、葛根，减 200ml，去沫，纳诸药，煮取 300ml，去滓，温服 100ml，日三服，覆取微似汗。

按语：葛根汤是桂枝汤加葛根、麻黄，具有解肌发汗、温通血脉、舒筋生津的功效，是表部合治之方。类风湿性关节炎，临床表现为头项强痛，发热、恶寒、手足冷、关节痛，没有病性，只有部性。以葛根汤治疗收到较好的效果，阴阳得调，寒热虚实可治，正气可安。方中以葛根、桂枝突出其治疗重点，故为主药。

②藿香正气散证（《太平惠民和剂局方》）：发热恶寒，头痛，胸膈满闷，脘腹疼痛，恶心呕吐，肠鸣泄泻，舌苔白腻。

治则：解表化湿。

藿香 9g、紫苏 3g、白芷 3g、大腹皮 3g、茯苓 3g、白术 6g、半夏曲 6g、陈皮 6g、厚朴 6g、桔梗 6g、甘草 6g、生姜 6g、大枣 4 枚。

上药十三味，加水 1000ml，煮取 600ml，温服 200ml，覆温微似汗出，日三服。

2. 里部方

①生姜泻心汤证：胃中不和，心下痞硬，干噫食臭，胁下有水气，腹中雷鸣，下利。

治则：益肠和中。

生姜 15g、干姜 10g、甘草 10g、黄芩 15g、黄连 10g、半夏 5g、人参 10g、大枣 10 枚。

上药八味，以水 2000ml，煮取 1000ml，去滓，再煎取 600ml，温服 200ml，日三服。

按语：生姜泻心汤中，八药并举，四面为用，清、温、补、消共济，可治里部消化功能紊乱。胃气不降反逆，脾气不升反泄，水湿停滞胃肠道与胃中积热相合，难分阴阳，只有部性。

②半夏泻心汤证：心下痞硬，或干呕，或下利。

治则：和胃降逆，开结除痞。

半夏12g、黄芩9g、干姜9g、人参9g、甘草6g、黄连3g、大枣4枚。

上药七味，以水2000ml，煮取1000ml，去滓，再煎取600ml，温服200ml，日三服。

③甘草泻心汤证：心下痞硬而满，干呕，心烦，不得安，腹中雷鸣，完谷不化。

治则：和胃降逆消痞。

炙甘草12g、黄芩9g、干姜9g、半夏12g、大枣4枚、黄连3g。

上药六味，以水2000ml，煮取1000ml，去滓，再煎取600ml，温服200ml，日三服。

3. 枢部方

①小柴胡汤证：胸胁苦满，寒热往来，心烦喜呕，默默不欲饮食。

治则：和解阴阳。

柴胡24g、黄芩10g、人参10g、半夏15g、生姜10g、甘草10g、大枣10枚。

上药七味，以水2000ml，煮取1000ml，去滓，再煎取600ml，温服200ml，日三服。

按语：小柴胡汤，方中黄芩、柴胡以调理少阳之实热，人参、甘草、大枣以温补少阴之虚寒，生姜、半夏降逆止呕，和调脾胃，寒热并用，温补并施，以协同枢部之寒热错杂之证。小柴胡汤不仅是枢部的协调方，治中央以全四旁，更主要的是小柴胡汤是协调整体的首选方。方中柴胡、黄芩以清疏少阳之实热，实有清泄三阳之热之功，人参、甘草、大枣、生姜、半夏温补太阴，更有温补三阴虚寒之效。所以《伤寒论》128条说："伤寒五六日，头汗出，微恶寒，手足冷，心下满，口不欲食，大便硬，脉细者，此为阳微结，必有表，复有里也，脉沉亦在里，汗出为阳微，假令纯阴结，不得复有外证，悉入在里，此为半在里半在外也。”从条文的症状看，涉及三部，头汗出是枢阳证，微恶寒是表阳证，心下满是里阴证，手足冷是表阴证，大便硬是里阳证，脉细是枢阴证，六病的症候俱有，可见枢部影响及整体。

小柴胡汤，表、里、枢三部，上、中、下三焦皆可协调。如《伤寒论》第230条：“上焦得通，津液得下，胃气因和，身濈然汗出而解。”服小柴胡汤后，有三种反应，一是身濈然汗出，二是小便得利，三是大便得通。所以仲景抓住枢阳与里阴以重点治疗，就能达到协调阴阳、和解整体的目的，以小柴胡汤为用，宣通上下，疗治内外，不愧为协调之第一良方。

②柴胡加龙骨牡蛎汤证：胸满烦惊，小便不利，谵语，一身尽重，不可转侧。

治则：平亢潜阳，重镇安神。

柴胡12g、龙骨15g、黄芩5g、生姜5g、铅丹5g、人参5g、桂枝5g、茯苓5g、半夏10g、大黄6g、牡蛎5g、大枣6枚。

上药十二味，以水1600ml，煮取800ml，切如棋子，更煮一两沸，去滓，温服200ml。

按语：本方为小柴胡汤去甘草加龙骨、牡蛎、铅丹、桂枝、茯苓、大黄而成。在协调整体阴阳的基础上，加大了重镇安神、通利二便之效。刘绍武老师根据本方，以石膏之辛凉、清热生津易去龙骨，使方中保持清热、凉血、镇静、生津的优势，以车前子补肾利尿之功取代茯苓，使集中于枢部的病邪，通过气血的运行，得以从小便排出，保持一个除病邪的良好通道。同时去铅丹，以除久服蓄毒之害。经过调整后的方剂，刘老师名为调神汤。全方寒热并用，升降并用，收散并用，补泻并用，四个矛盾点，八个矛盾面，四方同调，八方共治，相反相成，使机体达到一个有机的协调，治疗面得到进一步扩大。方中石膏、黄芩，与桂枝、生姜是维持方中药物寒热的。如果病者呈现亢奋优势，热象明显，可以加大石膏用量，由30g增至60g，甚至可达120g，如寒象明显，可加大桂枝、生姜用量，由10g增至20g。人参与大黄是维持补泻的一对药物。脉见弦象，腹胀满闷症候明显者，可加大大黄用量以致泻实，体质虚弱、气短心悸者，加大人参用量以补其虚，柴胡与半夏（可用苏子代）是维持方中升降的药物，柴胡的升提使半夏更好地发挥降气的作用，二药为用，升降结合。牡蛎、柴胡是维持方中收散作用的药物，牡蛎固涩以敛气，柴胡宣通以发散，二药为用，发散以除积聚之邪，收敛以固心阳之气，使邪得祛，而正不得损。

服用调神汤后，会出现各种不同的反应，这与病者的体质、情绪和环境有关。一是由于本方是治本为主，整体协调，见效通常较慢，多是用药数剂后症状得以改善，二十余剂后主要症状才得以好转。二是有一部分人服药后，不是病情逐渐好转，而是感觉加重，如头晕、困乏无力、不思饮食等衰弱症状。这是药与病邪调整过程中的激化反应。三是服药后有腹痛、腹泻反应。调神汤是一个双向调控的方剂，有病除病，无病补体，药到病所，必须先除其邪，泻是为了除病，是治疗中不可缺少的阶段反应。四是少数患者服药后有嗜睡的现象，这是大脑皮层通过药物矫正后，功能由紊乱趋于正常的一种补偿性反应。

③大柴胡汤证：发热，汗出不解，心中痞硬，呕吐而下利，或呕不止，心下急，郁郁微烦。

治则：理气舒郁，和胃消痞。

柴胡24g、黄芩9g、芍药9g、半夏15g、生姜15g、枳实15g、大枣12枚、大黄6g。

上药八味，加水2000ml，煮取1000ml，去滓，再煎，温服200ml，日三服。

按语：本方为小柴胡汤去人参、甘草，加枳实、芍药、大黄而成。是一个和解阴阳，兼清里热的双解方剂。刘绍武老师在此方基础上，加党参、甘草，取名为柴芍汤，后更名为调胃汤，主要适用于聚脉证。小柴胡汤协调整体，平复自主神经功能紊乱，取枳实、芍药散加大黄以解决胃脘部的局部病证。白芍不仅有缓急平痉、止痛之功，又有养血和营之效，枳实行气除满，能够增强胃肠的紧张度，以助消化，多以陈皮代之。单用芍药，其作用重点在结肠，配伍枳实，作用就移至心下，可治心下满痛，作用在胃脘。加用大黄，有推陈致新的功用。三药为用，在小柴胡汤协调整体的基础上，平痉解挛，疏通胃肠，使整体得调，胃病得治，聚脉得消。

④柴胡桂枝干姜汤证：胸胁满，微结，小便不利，渴而不呕，但头汗出，往来寒热，心烦。

治则：理乱安心，解郁除烦。

柴胡24g、黄芩9g、牡蛎6g、桂枝9g、瓜蒌根12g、干姜6g、甘草6g。

上药七味，以水2000ml，煮取1000ml，去滓，再煎取600ml，温服200ml，日三服，初服微烦，复服，汗出便愈。

按语：本方是小柴胡汤去人参、大枣、半夏，加牡蛎、桂枝、瓜蒌根，以干姜易生姜而成。刘绍武老师以本方为基础，加百合、乌药、丹参、郁金、五味子等，取名为小柴胡汤加七味，后更名为调心汤，主治紊脉证。全方强心以健脑、宽胸以宣肺，疏肝以健脾，安神以止悸，达到气血循行畅达之效，整个机体相互协调，心病得治。

⑤柴胡桂枝汤证：发热，微恶寒，肢节烦疼，微呕，心下支结，外证未去。

治则：和解阴阳，调和营卫。

柴胡12g、黄芩5g、人参5g、甘草3g、半夏6g、芍药5g、生姜5g、桂枝5g、大枣6枚。

上药九味，以水2000ml，煮取1000ml，去滓，再煎，取600ml，

温服 200ml，日三服。

按语：本方是一个气血阴阳失和的全面协调性的方剂，临床上可广泛用于聚、紊脉证复合型，妇科的月经不调，更年期综合征也可使用。

⑥调肠汤证：腹满时痛而见覆脉者，常见于慢性肠炎、过敏性结肠炎、十二指肠炎、前列腺炎等。

治则：解凝排痰。

柴胡 15g、黄芩 15g、党参 30g、苏子 30g、陈皮 30g、白芍 30g、大黄 10g、川楝子 15g、小茴香 10g、花椒 10g、甘草 10g、大枣 10g。

按语：本方为调胃汤加半个三核二香汤。橘核、荔枝核、川楝子、广木香、小茴香，主治腹部怕冷，腹胀，时腹自痛的腹满寒疝诸症。川楝子、小茴香、大黄三药为用，治排结合，一举将寒湿之黏液排出体外。排出的黏液有时成条，形似烂肉，一般四十剂排完，也有用一百余剂才能排完者。